Dieter Henrichs & Angelika Münzel

VITALSTOFFE & GESUNDHEIT

Praktischer Leitfaden für die gezielte Anwendung
von Vitaminen, Mineralstoffen, Spurenelementen,
essentiellen Fett- und Aminosäuren.

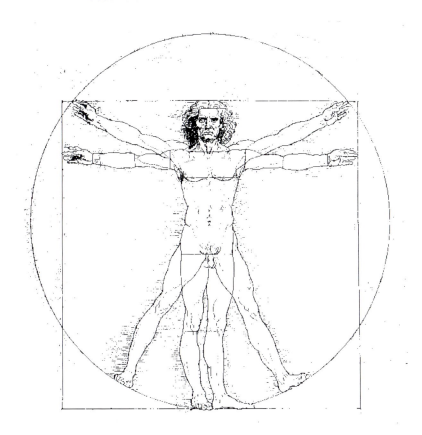

Impressum

Verlag: Verlag und Universitätsdruckerei Wolf & Sohn, München

Autoren / Redaktion:
Angelika Münzel, Dieter Henrichs

© 1999

Realisation und Layout: Bruns, Marketing & Kommunikation, Wasserburg/Inn

Printed in Germany by: Universitätsdruckerei Wolf & Sohn, München

ISBN 3-922979-50-5

Dieter Henrichs & Angelika Münzel

Vitalstoffe & Gesundheit
Bausteine des Lebens

Praktischer Leitfaden für die gezielte Anwendung von Vitaminen, Mineralstoffen, Spurenelementen, essentiellen Fett- und Aminosäuren.

Vorwort

Dieses Buch dient der Information über Nähr- und Vitalstoffe und möchte zum eigenverantwortlichen Umgang mit Gesundheitsfragen anregen.
Es ist nicht als Ersatz für medizinische Beratung, Diagnosen oder Behandlungen gedacht.

Wie jede Wissenschaft ist die Nährstoffwissenschaft ständigen Entwicklungen unterworfen. Soweit in diesem Buch Dosierungen und Anwendungen erwähnt werden, darf der Leser zwar darauf vertrauen, daß Autor und Verlag große Sorgfalt darauf verwandt haben, daß diese Angaben dem Wissensstand bei Fertigstellung des Buches entspricht.

Für Angaben über Dosierungen einzelner Substanzen und Anwendungsformen sowie etwaige inhaltliche Unrichtigkeiten kann vom Autor und Verlag jedoch keine Haftung übernommen werden. Jede Dosierung oder Anwendung erfolgt auf eigene Gefahr des Benutzers.

Die Autoren

Kleine Einführung in den Zusammenhang zwischen Ernährung und Gesundheit	11
Die Bestandteile unserer Nahrung	13
Die Grundlage der Gesundheit	16
Die richtige Ernährung	17
Orthomolekulare Medizin	18
Unser tägliches Brot	21
Merkmale der industriellen Nahrungsmittelproduktion	23
Fette	25
Kohlenhydrate	25
Mehl	25
Zucker	26
Leere Kalorien	27
Fleisch, Fisch	27
Obst, Gemüse	28
Herkunft, Ernte, Lagerung, Transport	29
Anbau, Bodenqualität	30
Düngung	31
Die Auswahl, die wir treffen	31
Vitalstoffverluste durch Verarbeitung	32
Mangel im Überfluß	33
Sie haben die Wahl	35
Die gesellschaftliche Dimension des Problems	36
Are Waerland	37
Die Hunza	38
Die Ernährung unserer Vorfahren	40
Die Ernährung unserer Kinder	42

Wir brauchen heute mehr Vitalstoffe, nicht weniger!	45
Schadstoffe in der Nahrung	47
Schadstoffe in der Umwelt	49
Unser Lebensstil erfordert zusätzliche Vitalstoffe	51
Die optimale Vitalstoffversorgung	52
Was ist zu tun?	56
Die wichtigsten Vitalstoffe	57
Essentielle Mikronährstoffe	59
Antioxidantien und freie Radikale	60
Der Zustand unserer Zellen entscheidet über unsere Gesundheit	61
Was sind freie Radikale?	62
Antioxidantien schützen	64
Oxidativer Streß	66
Vitamine	67
Vitamin A (Retinol), Provitamin A (Carotinoide)	70
Die B-Vitamine	74
Vitamin B 1 (Thiamin)	76
Vitamin B 2 (Riboflavin)	77
Vitamin B 3 (Niacin)	79
Vitamin B 5 (Pantothensäure)	81
Vitamin B 6 (Pyridoxin)	83
Vitamin B 12 (Cobalamin)	85
Biotin	87
Folsäure	89
Vitamin C	91
Vitamin C und das Immunsystem	92
Vitamin C und Herz-Kreislauf-Erkrankungen	94
Vitamin C und der Alterungsprozeß	97
Welches ist die beste Form?	99

Ester C	100
Vitamin C - nie allein	102
Wieviel Vitamin C brauchen wir?	104
Vitamin D (Calciferol)	105
Vitamin E (Tocopherol)	107
Mineralstoffe und Spurenelemente	110
Mineralstoffe und der Säure-Basen-Haushalt	111
Bioverfügbarkeit und Dosierung von Mineralien	113
Calcium	114
Kalium	118
Magnesium	119
Phosphor	121
Spurenelemente	121
Chrom	121
Eisen	123
Jod (Kelp)	124
Kupfer	127
Mangan	128
Selen	129
Silicium	130
Zink	131
Essentielle Fettsäuren	133
Omega-3-Öle (EPA/DHA) in Seefischöl	137
Aminosäuren	139
Amino-Komplex	140
L-Carnitin	141
L-Cystein	142
L-Lysin	143
L-Tyrosin	144

Enzyme	145
Amylase	149
Bromelain	149
Lipase	151
Papain	151
Coenzym Q 10 (Ubichinon)	151
Phyto-Nutrienten	153
Sekundäre Pflanzenstoffe	154
Sekundäre Pflanzenstoffe in Nahrungspflanzen	155
Brokkoli	155
Meerrettich	156
Möhren, Spinat	156
Paprika	157
Petersilie	158
Sellerie	158
Grüner Tee	159
Bioflavonoide	160
Sekundäre Pflanzenstoffe in Vitalstoff-Präparaten	161
Weitere bioaktive Substanzen in Vitalstoff-Präparaten	163
Algen in Vitalstoff-Präparaten	164
Der Umgang mit Vitalstoffpräparaten	**166**
Die tägliche Grundversorgung	166
Gezielte Ernährung	169
Gezielte Nährstoffzufuhr bei Erkrankungen	170
Vitalität und Alter	172
Gesund leben	175
Einige praktische Hinweise	176
Stichwortverzeichnis	180

Kleine Einführung in den Zusammenhang zwischen Ernährung und Gesundheit

„Was ist das Schwerste von allem?
Was Dir das Leichteste dünket,
Mit den Augen zu sehn
Was vor den Augen liegt."
J. W. von Goethe

Dieses Buch handelt von Ernährung und Gesundheit, aber erwarten Sie keine Diätvorschläge. Davon gibt es schon mehr als genug und sie verwirren uns nur.

Wir wollen uns dem Thema vielmehr ganz voraussetzungslos und grundsätzlich nähern und dabei als Antwort nur akzeptieren, was uns als unbezweifelbar richtig und einleuchtend erscheint. Denn nur aus solch bewußt vollzogenem Verständnis können wir überhaupt die Kraft gewinnen, unser persönliches Verhalten den gewonnenen Einsichten anzupassen, falls sich das als nötig erweisen sollte.

Die erste Frage lautet also: Was ist eigentlich Ernährung? Was bedeutet die grundlegende Tatsache, daß wir essen und trinken müssen, für unser Leben und unsere Gesundheit?

Als es noch keine Apotheken auf der Welt gab, kein Aspirin und keine Beta-Blocker, da bildete die Nahrung die stoffliche Grundlage für Überleben und Gesundheit der Menschen. Es ist die Rolle der Nahrung im Gang der Evolution, dem Menschen durch ihre Bestandteile alle Stoffe zu geben, die er für seine irdische Existenz braucht. Daran hat sich bis heute nichts geändert.

Die Spezies Mensch wäre ausgestorben, wenn es nicht so wäre.

Deshalb leuchtet uns die gängige Definition des Begriffes „Ernährung" auch unmittelbar ein, die besagt, daß „Ernährung die stofflichen und energetischen Bedürfnisse des Organismus deckt."

Die Deckung der stofflichen und energetischen Bedürfnisse unseres Organismus durch Nahrungsaufnahme sichert unsere Gesundheit, also jenen Zustand, der nicht nur die Abwesenheit von Krankheit bedeutet, sondern völliges physisches, seelisches und geistiges Wohlbefinden umfaßt.

Natürlich ist die Nahrung nicht die einzige Quelle unserer Gesundheit. Andere, ebenso lebenswichtige Faktoren wie Licht, Luft, Bewegung, gehören dazu, wenn Sie auch hier nicht näher behandelt werden können.

Wir nehmen also, wenn wir essen, pflanzliche, tierische und sogar mineralische Bestandteile in uns auf, eben die Inhaltsstoffe unserer Nahrung.

Aber was passiert jetzt?

Es passiert etwas wirklich Staunenswertes: Es zeigt sich, daß unser Körper im Laufe seiner evolutionären Entwicklung die wunderbare Fähigkeit erworben hat, diese Inhaltsstoffe so zu verwandeln, daß damit seine Struktur und alle Körperfunktionen vollkommen in Gang gehalten werden.

- Wir entnehmen dem Käse das mineralische Calcium und bauen es in unsere Knochen ein.

- Wir genießen den Honig, dessen Zucker verwandelt wird und uns Körperenergie liefert.

- Der knackige Apfel, in den wir beißen, schenkt uns Vitamine, die uns vor Krankheiten schützen.

Die Gesamtheit der Vorgänge, durch die wir unsere Kost in körpereigene Substanzen und Energie verwandeln, bezeichnen wir als Stoffwechseltätigkeit.

Mit dem fundamentalen Zusammenhang zwischen Nahrung und Stoffwechsel ist zugleich das genetische Programm beschrieben, nach dem unser Körper arbeitet. Es ist Ausdruck des ewigen Wechselspiels von Innen und Außen, der Auseinandersetzung des Menschen mit der Welt, die unser Leben prägt.

Wir sind gesund, wenn dieses

Programm ungestört abläuft, so nämlich, wie es veranlagt ist. Wir werden krank, wenn der Ablauf gestört ist. Störungen können von außen kommen, der Nahrungsseite, oder von innen, der Stoffwechselseite.

Wo liegt der Schlüssel zu unserer Gesundheit?

Es ist einfach. Wir müssen lernen, die stofflichen Bedürfnisse unseres Organismus möglichst vollständig zu erfüllen.

Wir müssen wissen, was unser Körper braucht – und es ihm geben.
Das ist alles, was nötig ist, um unsere Zellen, Gewebe und Organe in die Lage zu versetzen, das zu tun, worauf sie angelegt sind:
unser vollkommenes

- körperliches,
- seelisches und
- geistiges Wohlbefinden

zu schaffen und zu erhalten.

Die Bestandteile unserer Nahrung

Unsere Urahnen in der Steinzeit haben sich vermutlich wenig Gedanken gemacht über die Zusammensetzung der zähen Mammut-Haxe, an der sie gerade kauten. Sie stopften, mehr oder weniger bedenkenlos, in sich hinein, was sie an Eßbarem fanden. Insofern haben sich die Zeiten also nicht so sehr geändert...

Allerdings: Wenn es stimmt, daß die Ernährung der Schlüssel zu unserer Gesundheit ist, sollten wir wissen, auf welche Nahrungsbestandteile es ankommt.

Vergegenwärtigen wir uns also kurz und bündig, wie man die wichtigsten Inhaltsstoffe unserer Nahrung unterscheidet.
Die Nahrungssubstanzen, die der Körper für seinen Aufbau und für die Herstellung körpereigener Energie braucht, heißen Nährstoffe.

Es gibt davon drei Hauptgruppen:

- Kohlenhydrate,
- Fett und
- Eiweiß.

Mit der Nahrung aufgenommenes Eiweiß z.B. wird im Körper umgebaut zu Muskelmasse, Nahrungs-Fette, die nicht zur Energiegewinnung verbraucht werden, lagert sich in unschönen Depots an den unerwünschtesten Stellen ab und beeinträchtigen unser Selbstwertgefühl. Die drei Hauptnährstoff-Kategorien liefern dem Körper auch Energie (Kalorien), die nicht nur benötigt wird für Bewegung und Tätigkeit. Energie hält auch alle Körperfunktionen aufrecht, z.B.

die • Körpertemperatur,
den • Herzschlag,
die • Atmung.

Sogar eher seltene Vorgänge wie das Denken erfordern Ernergie, die uns diese Nährstoffe liefern.
Kohlenhydrate, Fett und Eiweiß werden auch als Makronährstoffe bezeichnet, weil sie mengenmässig den größten Teil unserer Kost ausmachen.

Die zweite Hauptgruppe der Nährstoffe sind die **Mikronährstoffe**.

Das sind Nahrungsbestandteile, die – verglichen mit den Makronährstoffen – nur in winzigen Mengen in der Nahrung enthalten sind.
Sie liefern auch keine oder kaum Energie, sind aber für die Stoffwechseltätigkeit oder als Element von Zell-Strukturen absolut lebensnotwendig (essentiell).

Zu den Mikronährstoffen gehören

- Vitamine,
- Mineralstoffe und
- Spurenelemente,
- bestimmte Fettsäuren und
- Aminosäuren.

Mikronährstoffe sind die Substanzen in unserem Organismus, die in der Lage sind, alle Körperprozesse richtig zu lenken und zu regulieren.
Weil sie uns gesund und unser

Leben in Gang halten, werden sie auch **Vitalstoffe** genannt.
Wir werden die Rolle der Vitalstoffe noch eingehender untersuchen.

Es gibt noch weitere äußerst wichtige Inhaltsstoffe in unserer Nahrung, die wir hier außer Betracht lassen wollen, z.B. das Wasser.
Auch die sogenannten Ballaststoffe wären hier zu nennen.
Das sind Faserstoffe, meist aus pflanzlicher Zellulose, die zwar keinen Nährwert haben wie die Makronährstoffe und auch keine Bedeutung für die Steuerung der Stoffwechselvorgänge wie die Mikronährstoffe, trotzdem aber unentbehrlich sind, z.B. für den richtigen Transport der Nährstoffe durch den Verdauungstrakt.

Die beschriebenen Nahrungsbestandteile braucht der Körper, um seine Gestalt aufzubauen und zu erhalten, um Körperenergie herzustellen und schließlich für die Steuerung aller Körpervorgänge. Enthält unsere Kost alle Nährstoffe in der richtigen Menge, kann der Körper seine drei Grundaufgaben:

- Strukturerhalt
- Energieumsatz
- Prozeßregulierung

erfüllen.

Das Ergebnis nennen wir Gesundheit.

Die Grundlage der Gesundheit

„Es gibt tausend Krankheiten, aber nur eine Gesundheit."
Artur Schopenhauer

An dieser Stelle müssen wir eine Überlegung einführen, die für den Zusammenhang zwischen Ernährung und Gesundheit von großer Bedeutung ist.

Wenn es stimmt, daß die Nährstoffe unsere Gesundheit ermöglichen, dann müssen wir fragen, wie das geschieht.
Was machen die Nährstoffe in unserem Körper?
Wo und wie werden sie verwertet?

Letztendlich in unseren Körperzellen. Die Zellen, diese kleinsten Teilchen, aus denen unser Organismus zusammengesetzt ist, entscheiden über unsere Gesundheit.

Jede Körperzelle hat ihre eigene, besondere Aufgabe.
Sie erfüllt diese Aufgabe vollkommen, wenn ihr die Nährstoffe zur Verfügung stehen, die für ihre Funktion nötig sind.
Die Zellen können ihre Aufgaben nicht erfüllen, wenn diese Nährstoffe fehlen, so wenig wie ein Motor laufen kann, wenn er keinen Treibstoff hat.

Die Folge sind

- Fehlfunktionen,
- Ausfälle.

Ereignen sich diese Störungen in größeren Zellverbänden, die wir Organe – also Herz, Leber, Niere – nennen, dann entstehen die „1000 Krankheiten", von denen Schopenhauer sprach.

Wir wollen festhalten, daß über Gesundheit und Krankheit letztlich auf der zellulären Ebene entschieden wird.

Wir sind gesund, wenn unsere Zellen gesund sind. Unsere Zellen sind gesund, wenn sie über alle Substanzen dauernd und ausreichend verfügen, die für ihre vollständige Funktion erforderlich sind.

Die erforderlichen Substanzen, die die gesunden Zellfunktionen sichern, sind **Nähr- und Vitalstoffe**

Die richtige Ernährung

Unsere bisherigen Überlegungen mögen vielleicht ziemlich theoretisch erscheinen, tatsächlich haben sie sehr weitreichende praktische Konsequenzen.

Denn wenn es stimmt, daß wir unsere Gesundheit erhalten – und verbessern – können, wenn wir unseren Zellen mit den richtigen Nähr- und Vitalstoffen in den richtigen Konzentrationen versorgen, dann haben wir den Schlüssel zu einer umfassenden persönlichen Gesundheitsvorsorge in der Hand.

Die richtige Ernährung sorgt dafür, daß die richtigen Nährstoff-Moleküle in den richtigen Mengen in den Körperzellen anwesend sind.

Dafür hat der amerikanische Biochemiker und Nobelpreisträger Professor *Linus Pauling*, einer der Pioniere der modernen Nährstoffwissenschaft, den Begriff „orthomolekular" (von ortho (griech.) = richtig, gut und molekular, Molekül (lat.) = Baustein von Substanzen) geprägt.

Richtige Ernährung ist orthomolekulare Ernährung.

Sie gibt uns die Stoffe, aus dem das Leben selbst beschaffen ist, die „richtigen" Moleküle für Lebensqualität in körperlicher und geistiger Frische, zur Optimierung aller Lebensfunktionen in jedem Lebensalter und zur Erhaltung einer ungebrochenen Vitalität.

Das Konzept der orthomolekularen Ernährung beruht auf der Erkenntnis, daß der menschliche Organismus für das gesunde, reibungslose Funktionieren aller Organe Vitalstoffe benötigt.

Ca. 50 Vitalstoffe sind bisher bekannt und genau erforscht.

Die wichtigsten Vitalstoffe, ihre ernährungsphysiologische Bedeutung und ihre Anwendung werden im 2. Hauptteil dieses Buches beschrieben.

Orthomolekulare Medizin

Als die Wissenschaftler, darunter *Linus Pauling*, erforschten, welche Nährstoffe in welchen Mengen zur Gesundheit benötigt werden, stellte sich die Frage, wie diese Stoffe zur Heilung von Krankheiten eingesetzt werden können.

Das war schon deshalb eine naheliegende Frage, weil in der kurzen Geschichte der wissenschaftlichen Vitaminforschung, deren Beginn kaum mehr als 100 Jahre zurückliegt, der Zusammenhang mit bestimmten Erkrankungen erst zur Entdeckung bestimmter Vitamine führte.

Erst als erkannt wurde, daß

- Skorbut durch einen Mangel an Vitamin C,
- Rachitis durch Vitamin D - Mangel
- Beriberi durch Mangel an Vitamin B1,
- Pellagra durch Mangel an Vitamin B3

verursacht wird, konnten diese Erkrankungen besiegt werden.

Wir können nicht mehr ermessen, welches ungeheure Leid und welche Opfer diese klassischen Vitaminmangel-Erkrankungen im Laufe der Jahrhunderte gefordert haben, weil sie in unserer Zeit keine Rolle mehr spielen.

Anders ist es mit den Erkrankungen, die heute zum Erscheinungsbild der westlichen Industriegesellschaften gehören:

- Herz-Kreislauferkrankungen – Todesursache Nr.1,
- Diabetes,
- rheumatische Erkrankungen,
- Krebs.

In den letzten 20 – 30 Jahren hat sich Bahnbrechendes in der Erforschung der Vitalstoffe ereignet. Die neuen Erkenntnisse werden unser Verständnis von Krankheit und ihren Ursachen revolutionieren.

Die wichtigste Erkenntnis besteht darin, daß die Hauptursache für gesundheitliche Störungen, die sich in den oben genannten Zivilisationsleiden manifestieren, in einer mangelhaften Versorgung mit Vitalstofen zu sehen ist.

Die orthomolekulare Medizin hat ein klares Konzept:

die Ursachen der Krankheiten mit Nährstoffen zu beseitigen.

Am Anfang der Behandlung werden die bestehenden individuellen Nährstoffmängel festgestellt. Dann wird der persönliche Nährstoffbedarf ermittelt, der von Mensch zu Mensch sehr verschieden sein kann.

Für die Behandlung stehen Nährstoff-Präparate zur Verfügung, die einen oder eine Kombination von Nährstoffen enthalten. Diese werden gegeben, um die Konzentration von Nährstoffen im Körper zu ändern, fehlende Nährstoffe zu ersetzen, schädliche Substanzen auszuleiten, Bakterien zu inaktivieren usw.

Im Gegensatz zu Arzneimitteln, die in ihrer chemischen Zusammensetzung unserem Körper fremd sind und auch in der natürlichen Nahrung nicht vorkommen, enthalten Nährstoff-Präparate nur Substanzen, welche natürlicherweise in unserem Körper und auch in der natürlichen Nahrung vorhanden sind.

Es sind „körpereigene" Substanzen, die konstruktiv in den Stoffwechselprozeß eintreten können. Diese Tatsache macht die Therapie mit Nährstoffen nebenwirkungs- und risikoarm.

Nährstofftherapie behandelt die Ursachen der Erkrankung, nicht ihre Symptome.

Körperfremde Arzneimittel mögen in den Lage sein, z.B. den Blutdruck oder den Cholesterinspiegel zu senken, von Heilung kann aber erst gesprochen werden, wenn die zugrundeliegenden Ursachen für die krankhaften Abweichungen erkannt und korrigiert sind.

Ein Herz-Bypass beseitigt zwar die Folgen, aber die zugrundeliegende Ursache, die Verstopfung der Herzgefäße, bleibt davon unberührt.

Der Ansatz der orthomolekularen Medizin ist, um bei diesem Beispiel zu bleiben, die Durchgängigkeit der Arterien durch den Einsatz bestimmter Nährstoffe in bestimmten Dosierungen zu erhalten oder wieder herzustellen.

In kurzen Worten hat *Linus Pauling* die Prinzipien der orthomolekularen Medizin zusammengefaßt:

„Orthomolekulare Medizin (Therapie) ist die Erhaltung guter Gesundheit und die Behandlung von Krankheiten durch Veränderung der Konzentration von Substanzen im menschlichen Körper, die normalerweise im Körper vorhanden und für die Gesundheit erforderlich sind."

Unser tägliches Brot

„Was immer der Vater einer Krankheit gewesen ist – die Mutter war eine schlechte Ernährung."
Chinesisches Sprichwort

Wir haben gesehen, daß die ca. 50 bekannten Vitalstoffe unsere Gesundheit gewährleisten, weil sie die Leistungsfähigkeit unserer Körperzellen sichern, die die Bausteine unseres Körpers sind. Die gesunde, funktionstüchtige Zelle ist Träger der Gesundheit.

Vitalstoffe sind Bestandteil der Nahrung; wir nehmen sie auf mit dem, was wir essen, und auf diese Weise gelangen Vitalstoffe in unseren Körper und schließlich in unsere Zellen.
Die Versorgung der Zellen mit diesen lebenswichtigen Stoffen hängt also vom Vitalstoffgehalt unserer Nahrung ab.

Wie ist es darum bestellt?

Wenn Sie Ernährungsexperten fragen, werden Sie meist beruhigende Auskünfte bekommen. Sie werden gewöhnlich hören, daß „in einer ausgewogenen Mischkost alle Vitamine usw. enthalten sind, die für die Gesundheit nötig sind."

Die Deutsche Gesellschaft für Ernährung, eine Institution, die das Ernährungsverhalten der Deutschen beobachtet und analysiert, Empfehlungen für die Nährstoffzufuhr gibt und periodische Berichte zur Ernährungssituation vorlegt, bemängelt zwar in diesen Berichten zutreffend die Überversorgung mit energiegebenden Nährstoffen, vor allem Fette und Kohlenhydrate.

„Die Deutschen essen zu viel, zu fett und zu süß"
heißt es in diesen Berichten in schöner Regelmäßigkeit.
Aber hinsichtlich der Versorgung mit Vitaminen findet die Deutsche Gesellschaft für Ernährung, daß der Bedarf im großen und ganzen durch unsere Nahrung gedeckt

werde. Die Hersteller der Nahrungsmittel, die wir in so überwältigender Auswahl in unseren Supermärkten finden, äußern sich ähnlich positiv.

Aber stimmt das alles?

Die Experten aus Wissenschaft und Industrie, die uns beruhigend sagen: „Alles ist gut", stecken in Wirklichkeit in einem riesigen Dilemma.

Wie können sie erklären, daß mit unserer Nahrung alles in Ordnung sei, wenn doch offenkundig die Krankheiten, die durch Fehlernährung verursacht oder begünstigt werden, seit Jahren alarmierend zunehmen?

Zu diesen Krankheiten zählen Ärzte, die sich mit Ernährung befassen, vor allem:

(hier zitiert aus der Liste, die der bekannte *Dr. O. Bruker* erstellt hat)

- alle Stoffwechselkrankheiten wie Übergewicht (Fettsucht), Zuckerkrankheit, Leberschäden, Gallensteine, Nierensteine, Gicht usw...
- Erkrankungen des Bewegungsapparates, die sog. rheumatischen Erkrankungen, Arthrose und Arthritis, Wirbelsäulen- und Bandscheibenschäden.
- die meisten Erkrankungen der Verdauungsorgane wie Stuhlverstopfung, Leber-, Gallenblasen-, Bauchspeicheldrüsen- sowie Dünn- und Dickdarmerkrankungen, Verdauungsstörungen.
- Gefäßerkrankungen wie Arteriosklerose, Herzinfarkt, Schlaganfall und Thrombosen
- mangelnde Infektabwehr, die sich in immer wiederkehrenden Katarrhen und Entzündungen der Luftwege, den sogenannten Erkältungen sowie Nierenbecken- und Blasenentzündungen äußert,
- manche organische Erkrankungen des Nervensystems.
- Gebißverfall, Zahnkaries, Paradontose.

Den Zusammenhang zwischen Fehlernährung und Zivilisationskrankheiten können wir in den Statistiken nachlesen:

- In der Zeit von 1960 bis 1985 stieg der Zahl der Rheumatiker in der Bundesrepublik von 1,25 Millionen auf 20 Millionen an. Ein trauriger Beleg für diese Entwicklung ist die Entstehung von Rheuma-Kliniken für Kinder.
- Jeder zweite Erwachsene leidet an einer Erkrankung der Verdauungsorgane;
- Über 90% der 10jährigen Schüler sind von Zahnkaries befallen. Zähne sind in gewisser Weise ein Gradmesser der allgemeinen Gesundheit.
- Bei Kindern in der Bundesrepublik sind die Allergien in einem Zeitraum von 30 Jahren auf das 20fache angestiegen.
- Über 30 Millionen Menschen leiden heute in Deutschland an Allergien und Nahrungsmittel-Unverträglichkeiten.
- Der Herzinfarkt war den Ärzten des 19. Jahrhunderts unbekannt. Erst 1910 wurde in der britischen Medizinliteratur der erste Fall beschrieben.

Merkmale der industriellen Nahrungsmittel-Produktion

Die angeführten Tatsachen sind bedrückend.
Wie konnte es zu so katastrophalen Fehlentwicklungen kommen?

Die erste Hauptursache liegt in der fundamentalen Veränderung der Bedingungen, unter denen unsere Nahrungsmittel erzeugt werden.
Diese Veränderungen begannen erst vor wenig mehr als 100 Jahren; sie haben sich in den letzten 3 – 4 Jahrzehnten drastisch verstärkt.

Der zweite Hauptgrund, damit zwangsläufig eng verbunden, liegt in der persönlichen Auswahl der Nahrungsmittel, die wir treffen.
Diese Auswahl könnte natürlich, individuell gesehen, unterschiedlicher nicht sein. Der eine mag sich ausschließlich von Obst und Nüssen ernähren, der andere von

Cola und BigMacs. Aufs Ganze gesehen aber zeigt die Statistik, wie wir uns ernähren.

Dabei ergibt sich folgendes Bild:

Drei Viertel seiner Nahrungsenergie nimmt der deutsche Bundesbürger durch Nahrungsmittel auf, die industriellen Herstellungsprozessen unterworfen wurde.
Diese Industriekost ist energiereicher als unverarbeitete Nahrungsmittel, sie enthält also mehr Kalorien.
Sie enthält etwa doppelt soviel Kalorien wie die Speisen aus Großmutters Küche.

Diese hohe Energiedichte entsteht, weil die Hauptbestandteile industriell verarbeiteter Nahrungsmittel aus energiereichen Nährstoffen bestehen, nämlich Zucker in den verschiedensten Formen, Weißmehl und raffinierte, d.h. ihrer natürlichen Bestandteile entkleidete Fette.
Das klingt vielleicht nicht besonders dramatisch.

Aber erinnern Sie sich bitte:
Wir untersuchen gerade die Frage, ob unsere tägliche Nahrung ausreichend Vitalstoffe enthält, die unsere Zellen brauchen, um einwandfrei funktionieren zu können.
Wir sehen, die Industrienahrung enthält in erster Linie energieliefernde Fette und Kohlenhydrate in Form von Zucker und Weißmehlen. Industrienahrung liefert vor allem Kalorien, und zwar viel mehr, als die meisten von uns brauchen.
Nicht verarbeitete Nahrungsenergie wird, wie wir wissen, in Fettzellen deponiert – für schlechte Zeiten.

Die Zivilisationskost des (statistischen) Bundesbürgers sieht im einzelnen so aus:
bezogen auf die Nahrungskalorien besteht sie
zu ● 40% aus Fett,
zu ● 20% aus ballaststoffarmen Getreide,
zu ● 20% aus Zucker,
● 10% sind Fleisch, die restlichen
● 10% teilen sich Alkohol, Gemüse und Obst.

Untersuchen wir die Hauptgruppen auf ihren Vitalstoffanteil, ergibt sich folgendes Bild:

Fette

Die Öle und Fette, die in der industriellen Herstellung von Nahrungsmitteln Verwendung finden, sind reine Erfindungen des Industriezeitalters.
Es handelt sich um Brat- und Backfette wie Margarine, Plattenfette und industriell bearbeitete Öle.

Diese Industrieöle und -fette dienen vor allem als Brat- und Frittierfette; weiter finden sie Verwendung für die Herstellung von Glacierungen und Überzügen für Süßigkeiten sowie für Fertiggerichte.

Ein Teil dieser Fette sind in Fleischwaren und Wurst, Käse und süßen Backwaren „versteckt".
Aber auch der größte Teil der sichtbaren Fette, der Fette also, deren Verzehrsmenge wir als Konsumenten beeinflussen können, sind industrielle Fette.
Die früher verwendeten, weitgehend unbearbeiteten Fette enthielten natürliche Vitalstoffe, wie Beta-Carotin (in der Butter) oder Vitamin E (im Schweine- und Gänsefett und in pflanzlichen Ölen).
Industrielle Fette sind fast völlig frei von diesen lebenswichtigen Inhaltsstoffen.

Kohlenhydrate
Mehl

Unser heutiges Auszugsmehl hat mit dem frisch vermahlenen Mehl aus vollem Korn, wie es Jahrtausende als Grundnahrungsmittel diente, nur noch den Namen gemeinsam.

Die im Getreide enthaltenen Vitalstoffe, die für die gesunden Körperfunktionen entscheidend sind, wurden entfernt oder durch die Bearbeitungsmethoden der Nahrungsmittelindustrie zerstört.

Das Ausmaß der Verluste ist aus der folgenden Tabelle ersichtlich.

Ausmahlungsverluste bei Weizen Verhältnis Vollkorn zu Auszugsmehl Type 405, (Durchschnittswerte)	
Verluste in %	**Vitamine**
86	Vitamin B 1
69	Vitamin B 2
86	Vitamin B 3
54	Vitamin B 5
50	Vitamin B 6
100	Provitamin A
Verluste in %	**Mineralstoffe/ Spurenelemente**
99	Chrom
84	Eisen
75	Kupfer
52	Magnesium
71	Mangan
76	Kalium
50	Calcium
73	Zink
Verluste in %	**Faserstoffe (Ballaststoffe)**
fast 100	

Das Grundnahrungsmittel Getreide verzehren wir heute zu 90% in einer an Vitaminen und Mineralstoffen verarmten Form.

Wir decken, wie gesagt, mit diesem Weißmehl 20% unserer Nahrungsenergie.

Zucker

Mindestens weitere 20% - Kinder und Jugendliche wahrscheinlich 25% oder mehr – unseres Kalorienbedarf decken wir durch Fabrikzucker.

Fabrikzucker selbst ist völlig frei von Vitalstoffen.

Schlimmer, er benötigt für seine Verwertung im Körper Mineralstoffe wie Calcium und Vitamine (B1).
Am Zuckerkonsum werden die dramatischen Veränderungen unserer Ernährungsgewohnheiten besonders offensichtlich.

Seit 1900 ist der Verbrauch von 28 g pro Kopf und Tag auf 150 g pro Kopf und Tag gestiegen.

Der Zuckerkonsum steigt ständig weiter, mit verheerenden Konsequenzen für die Gesundheit, vor allem für die junge Generation.
(In den USA, Trendsetter auch für unsere Ernährungsweisen, ergab eine Untersuchung, daß Jugendliche mit einer täglichen Aufnahme von 400 g Zucker fast

den gesamten Energiebedarf abdecken.)

100 g Zucker pro Tag, das sind 7 Eßlöffel oder 33 Stückchen Würfelzucker, ergeben 36 kg Zucker im Jahr.
Dreiviertel davon, 26 kg, liefert uns die Lebensmittelindustrie einigermaßen erkennbar in Form von süßen Riegeln und Schokolade, Nougatcreme und Gummibärchen, und „versteckt" in Fischkonserven, Fertigsuppen, Salatsaucen und Ketchup.

Leere Kalorien

Fassen wir zusammen:
Industriefette, Fabrikzucker und Produkte aus Weißmehl decken unseren Bedarf an Nahrungsenergie überreichlich.
Sie liefern allerdings nur „leere" Kalorien. Das heißt, diese Nahrungsmittel enthalten kaum oder keine Vitalstoffe, auf die unser Stoffwechsel angewiesen ist.
Insgesamt stammen rund drei Viertel unserer Nahrungsenergie aus Fett, Zucker und Weißmehl.

Der deutsche Mann, Otto Normalverbraucher, übertrifft dieses Ergebnis allerdings noch.
Seine durchschnittliche Energiebilanz erhöht sich durch Alkoholkonsum um noch weitere 8 Kalorienprozente.
Damit besteht die Nahrung deutscher Männer zu rund 80% aus nahezu leeren Kalorien.

Dürfen wir hoffen, unsere Vitamine aus den restlichen 20% zu bekommen?
Diese bestehen jeweils etwa zur Hälfte einerseits aus Fleisch sowie andererseits aus Obst und Gemüse.

Fleisch, Fisch

Fleisch und Fisch sind gute Eiweißquellen, die sämtliche essentiellen Aminosäuren enthalten.
Fleisch ist auch reich an Mikronährstoffen wie
● Eisen,
● Zink und den
● Vitaminen B6 und
● B12.

Tatsächlich deckt Fleisch rund drei Viertel unseres Zinkbedarfs und praktisch den gesamten Bedarf an Vitamin B12 ab.
Meeresfische liefern reichlich die wertvollen essentielle Fettsäuren (Omega-3-Fettsäuren), die zu den wichtigsten Vitalstoffen gehören. Das Fleisch unserer Nutztiere enthält dagegen hauptsächlich die wenig gesundheitsfördernden gesättigten Fettsäuren.
Der Fettanteil von Rind- und Schweinefleisch ist mit 25 - 30% erheblich.

Die Problematik des Fleischverzehrs ergibt sich weniger aus Zweifeln am Nährwert tierischer Kost, sondern aus berechtigten Bedenken gegen die Methoden der Aufzucht und Mast von Nutztieren sowie der prinzipiellen Fragwürdigkeit der Massentierhaltung überhaupt.

Auch hier haben die letzten Jahrzehnte gewaltige Umwälzungen gebracht, die nicht nur die Besorgnisse der Verbraucher vor Rückständen von Medikamenten und Hormonen im Fleisch verstärkten, sondern zunehmend die Menschen veranlassen, den Fleischkonsum aus ethischen Erwägungen ganz einzustellen, weil sie die für sie unakzeptablen Verfahren der industriellen Tiererzeugung und -vermarktung nicht länger durch ihre Kaufentscheidungen unterstützen wollen.

Obst, Gemüse

Hellt sich das düstere Bild, das die Versorgung der Deutschen mit Vitalstoffen bietet, nun endlich auf?
Gibt uns Obst und Gemüse, dieser letzte – und mit rund 10% nur kleine – Teil unserer täglichen Ernährung das, was wir brauchen?

Gehen wir über einen gut ausgestatteten Wochenmarkt, dann können wir uns in der Tat freuen an der Vielfalt der angebotenen frischen Produkte. Da lachen uns die Äpfel und Orangen an, da locken Brokkoli und Bundmöhren mit der Botschaft:

**Kauf mich,
ich bin eine Vitaminbombe.**

Der gut sortierte Gemüseladen, der prächtige Obststand auf dem Wochenmarkt, der unseren Augen und Sinnen schmeichelt, sie liefern uns schöne Bilder einer heilen Welt, die es so nicht mehr gibt.

Wie sieht die Wirklichkeit hinter diesen Bildern aus?

Herkunft, Ernte, Lagerung, Transport.

Noch vor 40 Jahren bezogen die Gemüsehändler ihre Ware zu über 80% von einheimischen Erzeugern.

Niemand mußte sich Gedanken über den Vitamin- und Nährstoffgehalt dieser Produkte machen; der Salat war frisch geschnitten, das Obst reif geerntet und selbstverständlich wiesen solche heimischen Erzeugnisse auch den sortentypischen Vitamingehalt auf.

Tiefgreifendes hat sich seither geändert.
Drei Viertel unseres Obst- und Gemüseangebotes stammt heute aus dem Ausland.

Der Inlandsanteil bei bestimmten Gemüsesorten nimmt ständig ab, während gleichzeitig der Absatz von Produkten, die außerhalb der mitteleuropäischen Erntezeit eingeführt werden, kontinuierlich zunimmt.
Beim Obst importieren wir mittlerweile 1,26 Mio. Tonnen aus EG-Ländern, aber bereits fast das Zehnfache (10,33 Mio Tonnen) aus Drittländern, die – wie Südafrika, Neuseeland, Australien, Chile und Argentinien – weit entfernt sind.

Das bedeutet, daß die meisten dieser Erzeugnisse unreif geerntet werden, also im Stadium der sogenannten „technischen Reife" ins Flugzeug oder auf den LKW kommen.

Die sogenannte „Nacherrnte-Physiologie", also die Untersuchung, welche Veränderungen bei Transport und Lagerung dieser Früchte ablaufen, ist selbst Ernährungsfachleuten kaum bekannt.

Es gibt auch kein Prüfverfahren für ihren tatsächlichen Vitamingehalt.
Mit Sicherheit enthalten sie allerdings nicht nur weniger Geschmacksstoffe, sondern auch weniger Vitalstoffe als ausgereift geerntete Früchte.
Der Vitamin C-Gehalt von Orangen beispielsweise kann, wenn sie unreif gepflückt und schlecht gelagert werden, ganz verloren gehen.

Anbau, Bodenqualität

Vitalstoffverluste ergeben sich auch durch die modernen Anbaumethoden, die hauptsächlich auf den Ertrag und weniger auf den Nährstoffgehalt ausgerichtet sind.
Der Vitamin- und Mineralgehalt vieler Feldfrüchte ist veränderlich und hängt vor allem von der Bodenqualität ab.

Intensive Landwirtschaftsmethoden und negative Umweltfaktoren (z.B. saurer Regen) laugen den Boden aus, d.h. sie entziehen ihm Mineralstoffe und Spurenelemente, die dann auch nicht von der Pflanze aufgenommen werden können, die uns als Nähstoffquelle dienen soll.

Die Unterschiede können enorm sein; so z.B. kann eine große Möhre je nach Anbau, Reifegrad bei der Ernte und Frische zwischen 200 und 20.000 i.E. Beta-Carotin enthalten.

Düngung

Der intensive Garten- und Feldanbau, oft auf überwirtschafteten Böden, erfordert reichliche Stickstoff-Düngung.
Diese führt dazu, daß das Sproßwachstum der Nahrungspflanzen zu Lasten des Wurzelgewebes gefördert wird. Das hat zur Folge, daß die Pflanzen weniger Haarwurzeln ausbildet, mit denen sie im Boden Nährstoffe aufnimmt.

Der Unterschied zu Nahrungspflanzen, die nach ökologischen, also biologisch-dynamischen oder biologisch-organischen Anbaumethoden gezogen werden, unter Verzicht auf hohen Naturalertrag und mit geringerem Einsatz an Dünge- und Pflanzenschutzmitteln, sind erheblich.

Ökologisch angebaute Pflanzen durchwurzeln einen drei- bis viermal größeren Wurzelraum als herkömmlich stickstoffgedüngte Pflanzen.
Ihr Sproß wächst langsamer und lagert mehr Nährstoffe ein als die durch reichliche Stickstoffdüngung zwangsernährte und getriebene Pflanze.
Und sie hat, bis zur Ausreifung, die Zeit, die in ihrer genetischen Anlage vorgegebenen Eigenschaften wie Geschmacks- und Nährstoffgehalt voll auszuprägen.

Die Auswahl, die wir treffen

Wir haben gesehen, daß die deutsche Bevölkerung überwiegend Obst und Gemüse verzehrt, das durch die technisierten Anbaumethoden und wegen der langen Transportwege einen verminderten Nährstoffgehalt aufweist.

Die Deutschen essen dabei im internationalen Vergleich im Durchschnitt sehr wenig Gemüse. Wir stehen in der EG im Gemüseverzehr an vorletzter Stelle.
Und wir treffen eine sehr einseitige Auswahl. Wenn schon Gemüse, dann muß es schnell zube-

reitet sein. Die Zeitersparnis geht uns über Geschmack und Nährstoffgehalt.

So ist es kein Wunder, daß von den über 60 Gemüsesorten, die auf unseren Märkten angeboten werden, die Tomate am beliebtesten ist. Sie ist so praktisch. Wir essen davon 15 kg im Jahr.
 (Erst mit weitem Abstand folgt, nach den Zwiebeln, der Weißkohl mit 5 kg auf dem dritten Platz.)

Diese Auswahl verstärkt das oben beschriebene Problem, denn von den 7 kg frischen Tomaten (die restlichen 8 kg sind Tomaten-Konserven), die der Bundesbürger im Jahr verzehrt, stammt nicht einmal ein halbes Pfund aus heimischer Erzeugung.
Der Rest wird importiert, also unreif geerntet und lange transportiert.

Vitalstoffverluste durch Verarbeitung

Gemüse und Obst verlieren ihre Vitalstoffe nicht nur durch unreifes Ernten, Lagerung und lange Transportwege.
Die empfindlichen Vitalstoffe sind auch anfällig für die häusliche Weiterverarbeitung.
Die nachstehende Liste zeigt die durch häusliche Verarbeitung auftretenden Nährstoffverluste.

Lebensmittel	Art der Verarbeitung	Nährstoffe	Verluste
Hülsenfrüchte	Kochen	Kupfer, Eisen, Zink B-Vitamine	15-30% 35-50%
Gemüse (z.B. Spinat, Blumenkohl, Lauch)	Kochen	Magnesium, Zink, Calcium	25-40%
Gemüse	Konserve	Vitamin E	20-30%
Gemüse	Kochen	Vitamin B1, Vitamin B2, Folsäure, Vitamin C Carotinoide	 50-75% 20-35%
Gemüse	Dämpfen	Vitamin B1, Folsäure, Vitamin C	30-40%
Erdbeeren	Tiefkühlung	Vitamin C	45%
Aprikosen	Tiefkühlung	Vitamin C	25%

Mangel im Überfluß

„Die Menschen essen und trinken Dinge, die nur noch durch den Packungsaufdruck mit dem ursprünglichen Naturprodukt verbunden sind, und wundern sich über Ernährungsprobleme."
(Deutsche Gesellschaft für Ernährung)

Hauptverursacher der Zivilisationskrankheiten sind die industriell erzeugten und verarbeiteten Nahrungsmittel.

Diese Nahrungsmittel liefern mehr Energie (Kalorien), als uns gut tut; zugleich sind sie arm an

Vitalstoffen, die uns gesund erhalten.

Die ungeheure Gefahr, die von dieser Entwicklung für die Gesundheit des einzelnen wie für die Volksgesundheit ausgeht, besteht auch und vor allem darin, daß diese Risiken unserer Ernährungsweise nicht erkannt werden.

Beschwichtigungen, interessengelenkte Verschleierung verstellen den Blick auf die allerdings erschreckenden Fakten.

Ivan Illich, der für seine zeitkritischen Analysen gerühmte Philosoph, sagte bereits 1974, zu einer Zeit, als das Wettrüsten und der Atomkrieg als Hauptgefahren für die Menschheitsentwicklung angesehen wurden, daß
„...die Gefahren durch die Industriealisierung der Nahrungsmittelproduktion wohl die größte Bedrohung der menschlichen Gesundheit darstellt."

Wir dürfen die Verantwortung dafür nicht allein der Agrar- und Nahrungsmittelindustrie zuschieben.

Wir sollten dieser Industrie nicht vorwerfen, daß sie nach ökonomischen Kriterien handelt – und da ist ein hochverarbeitetes modisch verformtes Frühstücks-Knusper-Getreide allemal ein profitableres Produkt als ein Pfund gereinigter Nackthafer.

Aber zu den wirtschaftlichen Gegebenheiten gehört auch das Gesetz von Angebot und Nachfrage. Letztlich produziert die Industrie nur die Nahrungsmittel, die wir als Verbraucher wollen.

Wir entscheiden das durch unsere Einkäufe.

Was in den Regalen und Tiefkühltruhen liegen bleibt weil wir den Kauf verweigern, verschwindet schnell aus dem Sortiment.

Käme es uns als Verbraucher mehr auf Nahrungsqualität an, würden also minderwertige

Produkte keinen Absatz mehr finden, dann müßten sich die Produzenten auf diese Wünsche einstellen, denn sie können sich Ladenhüter nicht leisten.

Sie haben die Wahl

„Die Ernährung ist der einzige wesentliche Bestimmungsfaktor der Gesundheit, der völlig Ihrer eigenen Kontrolle untersteht. Über das, was in Ihren Mund und in Ihren Magen kommt, haben Sie selber das letzte Wort. Die übrigen Determinanten Ihrer Gesundheit können Sie nicht immer in der Hand haben, etwa die Qualität der Luft, die Sie atmen, den Lärm, dem Sie ausgesetzt sind, oder das emotionelle Klima Ihrer Umgebung , doch darüber, was Sie essen, können Sie selber entscheiden."

Genauer als mit diesen Worten des amerikanischen Arztes *Dr. Andrew Weil* läßt sich unsere Verantwortung für die eigene Ernährung nicht beschreiben.

Dr. Weil mag die Ernährungssituation in seinem Land im Auge gehabt haben.
Deren Zustand wird schlaglichtartig beleuchtet durch eine kleine Hit-Liste, die ich Ihnen nicht vorenthalten möchte.

Die Top-Ten, die Liste der umsatzstärksten Artikel, die in einem bestimmten Jahr, 1992, in amerikanischen Lebensmittelmärkten eingekauft wurden, liest sich so:

1.	Marlboro Zigaretten
2.	Coca Cola Classic
3.	Pepsi Cola
4.	Kraft Käse
5.	Diet Coke
6.	Campbell´s Suppen
7.	Budweiser Bier
8.	Tide Waschpulver
9.	Folger´s Kaffee
10.	Winston Zigaretten

Ein Besucher aus dem Weltraum könnte danach annehmen, daß die amerikanische Bevölkerung sich hauptsächlich von Koffein und Nikotin ernährt.

**Glauben Sie,
daß die Verhältnisse bei uns wesentlich anders sind?**

Die gesellschaftliche Dimension des Problems

Wir können die Analyse unserer Ernährungssituation nicht abschliessen, ohne auf die gesellschaftlichen Aspekte der Problematik hinzuweisen.
Die Konsequenzen für die Zukunft unserer sozialen Systeme, etwa für die Kosten des Gesundheitswesen oder die Pflegekosten für alte Menschen, sind zu offenkundig, als daß sie hier noch besonders betont werden müßten.

Wie die Folgen von Mangelernährung sich auf die nachkommenden Generationen auswirken, ist vor allem an Tierversuchen nachgewiesen worden.
Krankhafte Veränderungen, die durch das Fehlen von Vitalstoffen in der Nahrung entstehen, kommen von Generation zu Generation mehr zum Vorschein.

In den Tierversuchen zeigt der gesundheitliche Verfall immer das gleiche Bild:
Die erste Generation entwickelt sich noch weitgehend normal, die zweite weist Auffälligkeiten, z.B. häufigere Totgeburten auf, in der dritten Generation zeigen sich ernste Systemstörungen, besonders im Nervensystem, während in der vierten Generation überhaupt keine normale Entwicklung mehr möglich ist.

Schon der Ernährungsforscher *Prof. Kollath* hat auf Parallelen zu den gehäuft und in immer jüngeren Jahren auftretetenden degenerativen Zivilisationserkrankungen hingewiesen.
Kollath erklärt damit auch die unterschiedlichen gesundheitlichen Befunde bei sich ähnlich ernährenden Bevölkerungsgruppen.
Ein Mensch, dessen Vorfahren sich noch gesund ernährten, werde bei Mangelernährung erst in fortgeschrittenem Alter an ernährungsbedingten Erkrankungen wie

- Rheuma,
- Diabetes,
- Allergien usw.

leiden, während ein anderer, dessen Eltern und Großeltern schon mangelernährt waren, bereits als Kind an diesen Krankheiten leiden kann.

Eindrucksvolle Belege für diese Annahmen liefern nicht nur Tierversuche, sondern Berichte über den Gesundheitszustand isoliert lebender Menschengruppen, die sich zum Zeitpunkt der Untersuchung noch nicht von Zivilisationskost ernährten.

Are Waerland

Um 1900 stieß der skandinavische Ernährungsforscher *Are Waerland* in der Nähe des Polarkreises auf damals völlig isolierte Dörfer, zu denen nur Fußpfade führten.
Die dort lebenden Menschen hatten sich in der von der Zivilisation noch unberührten Abgeschiedenheit eine ausgezeichnete Gesundheit erhalten.
Sie ernährten sich von selbstgebackenem Vollkornbrot, Gemüse, Milch, Butter, Käse und Gerichten, die aus Gemüse und verschiedenen ungemahlenen Getreidesorten hergestellt wurden.

Das Brot wurde nur 2 - 3 mal jährlich gebacken;
Es wurde steinhart und mußte ausgiebig gekaut werden.

Waerland berichtet, daß diese Menschen niemals einen Arzt benötigten. Zahnschmerzen seien so unbekannt gewesen, daß ein nach einem Aufenthalt in der Stadt heimgekehrter Bewohner,

der über Zahnweh klagte, von seinen Verwandten ausgelacht wurde.
Ein Zahn, hart wie ein Stein, erklärten sie ihm, könne doch keinen Schmerz fühlen.

Als Waerland die Dörfer 50 Jahre später wieder besuchte, waren degenerative Zivilisationserkrankungen an der Tagesordnung.

Was war geschehen?

Die schwedische Regierung hatte Straßen zu den von der Welt abgeschnittenen Dörfern bauen lassen und damit kehrte die Zivilisationskost ein.
Landhändler versorgten die Bewohner mit Weißmehl und Zucker.
Waerland berichtet, daß viele Mädchen schon mit 20 Jahren ein komplettes Kunstgebiß hatten.
Ein Zahnarzt wurde unentbehrlich, dem eine Apotheke und schließlich – 25 Jahre nach dem Straßenbau – ein Arzt und ein Krankenhaus folgten.

Are Waerland faßte seine Beobachtungen damals so zusammen:

„Wir haben es nicht mit Krankheiten zu tun, sondern mit Fehlern in der Lebensführung. Beseitigt diese Fehler, und alle Krankheiten werden verschwinden."

Die Hunza

Zu den interessantesten Dokumenten über die Zusammenhänge zwischen Ernährung und Gesundheit gehören die Berichte des englischen Arztes *Dr. Robert MacCarrison*, der Anfang unseres Jahrhunderts nach Indien entsandt wurde, um die Hunza zu betreuen.
Dieses kleine Gebirgsvolk, nur etwa 14.000 Menschen insgesamt, lebte - unter unvorstellbar harten äußeren Bedingungen - in einem abgeschiedenen Tal im

pakistanisch-indischen Himalaya und betrieb vor allem Ackerbau. MacCarrison verbrachte dort sieben Jahre als einziger europäisch ausgebildeter Arzt.

Die Hunza ernährten sich von Getreide, Gemüse und Wurzeln und Früchten, besonders einer kleinen, köstlichen Aprikosenart, die auf den Dächern ihrer Häuser in der Sonne getrocknet wurde und so auch im Winter verzehrt werden konnte.

Dr. MacCarrison berichtet, daß die Hunza morgens nur ein Getränk zu sich nahmen, dann 3-4 Stunden schwere körperliche Arbeit leisteten, wonach die erste Hauptmahlzeit eingenommen wurde. Diese bestand aus Getreide und Gemüse sowie etwas Ziegenmilch.

Abends wurde, nach getaner Arbeit, die zweite Mahlzeit eingenommen, die wieder aus Getreide und Gemüse bestand. Dazu gab es Früchte.

Zu seinem größten Erstaunen sah Dr. MacCarrison während seines Aufenthaltes bei den Hunza niemals einen Fall von Krebs, Diabetes oder Rheumatismus. Magengeschwüre, Zahnfäule, Ekzeme, Leber- und Nierenleiden, Nervenkrankheiten oder Schlaflosigkeit waren dem Hunza-Volk unbekannt, berichtet der Arzt.

Behandeln mußte er äußere Wunden, Verletzungen, Knochenbrüche, die auf Unfälle zurückzuführen waren.

Die erstaunlichen Arbeitsleistungen des Hunza-Volkes, das Fehlen von Müdigkeits- und Alterserscheinungen, aber auch das freundliche Wesen dieser Menschen, ihre Heiterkeit, ihr Humor und ihre Hilfsbereitschaft, wird übrigens auch von anderen Reisenden geschildert.

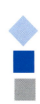

Die Ernährung unserer Vorfahren

Diese Berichte zeigen, welche gesundheitlichen Risiken von denaturierter, hochverarbeiteter, vitalstoffarmer Nahrung ausgehen. Unser Körper ist in den Jahrtausenden der Evolution in Wechselwirkung mit seiner Nahrung entstanden und nur an solche Nahrung, die der Organismus als „körpereigen" erkennt, sind wir angepaßt.

Die Nahrung unserer Vorfahren, an die sich die Menschheit im Laufe ihrer Entwicklungsgeschichte angepaßt hat, setzte sich zum größten Teil aus frischer Pflanzenkost zusammen.
Dazu gehörten vor allem
- Nüsse,
- Samen,
- Wurzeln,
- wilde Getreide, alle reich an
- Nahrungsfasern,
- Vitaminen,
- Mineralstoffen und
- Spurenelementen.

Isolierte Zucker und raffinierte Kohlenhydrate kamen in dieser Ernährung nicht vor, während sie heute einen Großteil der Ernährung ausmachen.

Der Anteil an Fetten war ebenfalls weit geringer als heute.

Wildfleisch enthält z.B. nur 4% Fett und lieferte gesunde essentielle Fettsäuren, die dem Fleisch unserer Nutztiere ganz fehlen.

Die Nahrung unserer Vorfahren war wesentlich

- vitamin- und
- mineralreicher.

Sie lieferte, verglichen mit unserer heutigen Zivilisationskost, etwa viermal mehr
- Calcium und
- Magnesium,
- das Siebenfache an Vitamin C,
- das Vierfache an Vitamin E und
- Zink, dazu
- das Zehnfache an Ballaststoffen.

Das für den Säure-Basen-Haushalt des Körpers so entscheidende Verhältnis von Kalium zu Natrium (Kochsalz) betrug 10:1, während wir heute viermal soviel Natrium wie Kalium zu uns nehmen.

Die großen Unterschiede sind anhand der nachstehenden Tabelle zu ersehen.

Die von dem amerikanischen Forscher *S.B. Eaton* durchgeführten Untersuchungen zeigen anhand einzelner ausgesuchter Mikronährstoffe, auf welche Zufuhr unser Körper ausgerichtet ist und wie ungenügend die Versorgung durch die heutige Ernährung ist.

Ernährung unserer Vorfahren	Ernährung heute
Folsäure (mg/Tag)	
360	170
Vitamin C (mg/Tag)	
600	80
Vitam A (mcg/Tag)	
17	7
Vitamin E (mg/Tag)	
33	8
Zink (mg/Tag)	
43	10
Calcium (mg/Tag)	
2000	750
Kalium (g/Tag)	
10,5	2,5
Natrium	
0,8	4
Ballaststoffe (g/Tag)	
100	12
Gesamtfette (% der zugeführten Kalorien)	
21	42

(Clinical Nutrition Nr. 51/1997, S.B. Eaton:
Paelolithic nutrition revisited)

Die Ernährung unserer Kinder

Die gesellschaftlichen Konsequenzen, die sich aus der Veränderung der Essensgewohnheiten in den letzten Jahrzehnten ergeben haben, können kaum überschätzt werden.
Diese Veränderungen betreffen in erster Linie die Kinder und heranwachsenden Jugendlichen.

Eßgewohnheiten und Vorlieben werden in der Kindheit geprägt und bleiben oft ein Leben lang erhalten.

Diese Prägung erfährt das Kind in der häuslichen Tischgemeinschaft.
Je weniger diese noch erlebt wird, umso schlechter ist seine Ernährung.

Nun ist in den letzten Jahren die gemeinsame Mahlzeit von Eltern und Kindern in Deutschland zu einer Minderheitsveranstaltung geworden.

Nur noch in 5% der Haushalte werden wochentags 3 Mahlzeiten von Eltern und Kindern gemeinsam eingenommen.

Zwei Drittel aller Familien kommen unter der Woche auf gar keine oder höchstens eine gemeinsame Mahlzeit.

Die Folgen dieser Entwicklung zeigen sich in massiven Mangelerscheinungen.

Studien an 5000 Schulkindern in Basel, einer Stadt, die ja nicht gerade zu den Elendsquartieren dieser Welt gehört, ergaben, daß ein Drittel der untersuchten Jugendlichen dort an einem Mangel an lebenswichtigen Vitaminen und Mineralstoffen leidet.
Daß die Verhältnisse bei uns nicht besser sind, dokumentieren schlichte Aufzeichnungen von Schulkindern über die von ihnen verzehrten Nahrungsmittel.

Solche Essenstagebücher geben einen konkreten Einblick in die tatsächliche Ernährungssituation.

Hier zwei typische Beispiele:

Aus dem Essenstagebuch von Peter, 10 Jahre alt		
		gegessene Speisen
1. Tag	Frühstück	- nichts
	Pause	- nichts
	Mittagessen	- Nudelsuppe - Schokolade - Fanta
	Nachmittagsbrot	- nichts
	Abendessen	- nichts
2. Tag	Frühstück	- nichts
	Pause	- Brötchen - Kakao
	Mittagessen	- 1/2 Frikadelle - Kopfsalat - Kartoffelpüree - Mandarinenkompott
	Nachmittagsbrot	- Schokolade - Eis - Lutscher
	Abendessen	- Nudelsuppe - Blumenkohl - Fanta

Glauben Sie, daß eine derartige Ernährung eine geeignete Grundlage für Wachstum und Gesundheit unserer Kinder sein kann?

Aus dem Essenstagebuch von Anita, 9 Jahre alt		
		gegessene Speisen
1. Tag	Frühstück	- Nutellabrot - Kaba
	Pause	- nichts
	Mittagessen	- Milchreis mit Schokostreuseln und Puderzucker
	Nachmittagsbrot	- Sandkuchen - Kaba
	Abendessen	- Wurstbrötchen - Pfefferminztee
2. Tag	Frühstück	- Zwieback mit Nutella - Kaba
	Pause	- Nutella mit Orangenbrot - Kaugummi
	Mittagessen	- Lasagne - grüner Salat - Müsliriegel
	Nachmittagsbrot	- Kaugummi
	Abendessen	- Knäckebrot mit Butter - Kaba

Kinder und Jugendliche gehören zu den am schlechtesten mit Mikronährstoffen versorgten Bevölkerungsgruppen.

Am häufigsten mangelt es an den Vitaminen der B-Gruppe, besonders B6 und Folsäure, an Vitamin C und den Mineralien Eisen, Zink und Calcium.

Dabei ist der Bedarf besonders während der Wachstumsphasen und in der frühen Pubertät außerordentlich hoch.

Ernährungsmängel in dieser Phase legen den Grundstein für gesundheitliche Probleme in späteren Jahren, darunter in erster Linie Allergien, Knochenschäden, Verdauungsprobleme und Übergewicht.

Auch die Zunahme bestimmter Verhaltensstörungen bei Kindern, vor allem die weit verbreitete Hyperaktivität, aber auch Konzentrationsstörungen, Lernschwierigkeiten und Aggressivität, haben häufig ihre Hauptursache in ungenügender Vitalstoffversorgung.

Das hat der amerikanische Kinderpsychiater *Dr. Ben Feingold* schon in den siebziger Jahren nachgewiesen.

Ihm gelang - mit einer Erfolgsrate von 85% - die schulische Wiedereingliederung schwer erziehbarer, verhaltensgestörter Kinder durch eine konsequente Ernährungsumstellung auf vitalstoffreiche, biologisch erzeugte Lebensmittel, die möglichst unverarbeitet waren und weder Fabrikzucker noch chemische Zusätze enthielten.

Müdigkeit und Schwäche hindern Menschen oft schon in jungen Jahren daran, ihren Aufgaben gerecht zu werden.

Wir irren, wenn wir diese Zustände als unvermeidbar hinnehmen, weil wir Abhilfe in der falschen Richtung suchen.

Wir dürfen uns nicht damit abfinden, daß die schon in jungen Jahren auftretenden diffusen gesundheitlichen Störungen, die treffend als „Halbgesundheit" bezeichnet werden, als normal

gelten.
Sie legen den Grundstein für späteres Siechtum.

Die daraus entstehende soziale Problematik wird eine zunehmende Sprengkraft entwickeln, die sich keineswegs nur auf die materielle Betreuung und Versorgung von Frührentnern bezieht, sondern viel mehr noch auf dramatisch zunehmende Verständigungsschwierigkeiten im zwischenmenschlichen Bereich.

Es ist unsere Verantwortung, die körperliche und seelisch-geistige Entwicklung unserer Kinder nach besten Kräften zu fördern.

Die richtige Ernährung und eine bedarfsgerechte Versorgung mit Vitalstoffen spielen dabei eine Schlüsselrolle. Sorgen wir dafür. Mit Sicherheit können wir für eine gute Zukunft unserer Gesellschaft nichts Sinnvolleres tun.

Wir brauchen heute mehr Vitalstoffe, nicht weniger!

„Es gibt nur zwei Krankheitsursachen: Mangel und Gift"

(Adelle Davis)

Die bis hierher behandelten Ernährungsdefizite, nämlich schlechte Nahrungsqualität und falsche Eßgewohnheiten, verursachen Mangel-Zustände in unserem Körper.

Mangel-Zustände aber bilden die erste Grundvoraussetzung für die Entstehung von Krankheiten.
Unser Organismus ist auf Gesundheit und auf Selbstheilung programmiert.

Mangel

Mangel bedeutet, daß der Organismus die Substanzen nicht zur Verfügung hat, die er für die Aufrechterhaltung oder Wiederherstellung gesunder Körperfunktionen benötigt.

Mangel muß deshalb auf Dauer unausweichlich zu Krankheit führen.
Mangel ist die eine große Krankheitsursache.
Die andere ist Gift.

Gift

Gift für unseren Organismus sind alle körperfremden Stoffe, die unschädlich gemacht oder ausgeschieden werden müssen, bevor sie Schaden anrichten können.

Hier ist nun in den letzten Jahrzehnten eine ungeheure zusätzliche Belastung aufgekommen, wodurch die Ernährungsproblematik entscheidend verschärft wird.

Abzulesen ist diese Verschärfung an den epidemisch verbreiteten Erkrankungen der Verdauungsorgane.
Ein gesund arbeitender Verdauungsapparat ist heute schon die große Ausnahme, mehr oder minder schwere Störungen sind die Regel.

Warum kann man die toxischen Belastungen gerade in diesem Bereich feststellen?

Das ist so, weil der Verdauungstrakt des Menschen die größte Kontaktfläche mit der Außenwelt darstellt.

Waren es bis vor 40 Jahren in erster Linie Ernährungsfehler, die unseren Verdauungstrakt belasteten, haben wir es heute mit einer Unmenge chemisch-synthetischer Stoffe zu tun, die dieses System verschmutzen (kontaminieren) und schädigen.
Diese Schädigungen gehen aus von Zusatzstoffen in industriell hergestellten Nahrungsmitteln.

Darüberhinaus sind es die mit den modernen landwirtschaftlichen Produktionsmethoden verbundenen, sogenannten Pflanzenschutzmittel, also Insektizide, Pestizide, Fungizide, deren Reste in unsere Körper gelangen.

Es sind weiterhin Schwermetalle wie Blei und Cadmium, die als Teil der globalen Umweltverschmutzung durch die Atmung oder als Rückstände in der Nahrung mit unserem Stoffwechsel in Berührung kommen und es sind nicht zuletzt die in Medikamenten vorkommenden Bestandteile, die den Verdauungstrakt belasten.

Fachleute schätzen, daß weltweit 500 Millionen Menschen erkranken, weil sie akut oder chronisch mit synthetischen Substanzen über das Verdauungssystem kontaminiert werden.

Wie sensibel dieses System auf Fremdstoffe reagiert, kann man daran sehen, daß z.B. die in der Darmflora vorhandenen normalen Kolibakterien fast verschwinden, wenn Backaromen und in handelsüblichen Einmachhilfen verwendete Substanzen verzehrt werden.

(Die in der bekannten Untersuchung des Wissenschaftlers Santo festgestellte Zahl sank von 134 auf 4.)

Penicillin verursacht noch in einer Lösung von 1:10 Millionen innerhalb kurzer Zeit eine Entartung normaler Mikroorganismen in der Darmflora.

Schadstoffe in der Nahrung

Schadstoffe erhöhen den Vitalstoffbedarf auf zweifache Weise. Sie beeinträchtigen erstens den natürlichen Vitalstoffgehalt von Nahrungsmitteln und zweitens braucht der Körper zusätzliche Vitalstoffe, um die toxische Wirkung von Schadstoffen zu neutralisieren.

Durch Schadstoffe belastete Nahrungsmittel enthalten weniger Mikronährstoffe, fördern also den Mangel.

Schadstoffe tragen also zur Qualitätsminderung eines Lebensmittels bei; schon deshalb ist der Einsatz von Chemie in der Nahrungsmittelherstellung problematisch, und zwar unabhängig von der Rückstandsfrage.

Schwermetalle, die durch Umweltbelastungen in die Böden gelangen, stören bei Pflanzen die Nährstoffaufnahme, wodurch z.B. die Verwertung wichtiger Mineralstoffe durch die Pflanze gehemmt werden kann.

Auch Unkrautvernichtungsmittel beeinträchtigen den Nährstoffgehalt erheblich.

So lag bei entsprechenden Messungen herbizid-behandelter Gemüsepflanzen der Gehalt an
- Vitamin B1 um 70% niedriger als bei unbehandelten Pflanzen, der Gehalt an
- Vitamin B2 um 20% und der von
- Vitamin B3 um 25%.

Auch der Anteil an Beta-Carotin, aus dem der Körper das Vitamin A bildet, sank auf die Hälfte. Bei Verwendung des Insektizids Lindan verminderte sich der Carotin-Gehalt von Karotten durchschnittlich um ein Drittel.

Um in Nahrungsmitteln enthaltene toxische Substanzen unschädlich zu machen, braucht unser Organismus zusätzliche Mengen von Vitalstoffen.

So kann das Spurenelement Zink die gefährlichen Wirkungen der Schwermetalle Blei und Cadmium entschärfen.

Ein anderes Spurenelemt, Selen, geht mit giftigen Schwermetallen unlösliche chemische Verbindungen ein, wodurch deren Wirkung neutralisiert wird.

Vitamin C schützt den Verdauungstrakt vor der schädigenden Wirkung bestimmter Lebensmittelzusätze, die in dem Verdacht stehen, Krebs zu erzeugen.

Schadstoffe in der Umwelt

Auch die in der Umwelt vorkommenden Schadstoffe belasten unseren Organismus.
Zusätzliche Vitalstoffe werden benötigt, um mit den toxischen Wirkungen einigermaßen fertig zu werden.

Zum Schutz der Bronchien und Lungen vor Schadstoffen, die wir mit der Atemluft aufnehmen, benötigen wir u.a. mehr Vitamin E. Vergiftende Wirkungen können von Auto- oder Industrie-Abgasen ausgehen, aber auch von Rückständen chemischer Substanzen, die bei der Herstellung von Farben, Teppichen oder Möbeln verwendet werden und die Atemluft unserer Wohnungen kontaminieren.

Schwermetalle

Giftige Schwermetalle tragen verstärkt zur Umweltverschmutzung bei.
Sie zerstören auf Dauer unsere Gesundheit, weil sie, einmal im Körper, kaum wieder ausgeschieden werden können.
So sammeln sich Schwermetalldepots über die Jahre vor allem in der Leber und den Nieren an und schädigen diese Organe.

Cadmium

Cadmium ist z.B. in Zigarettenrauch und häufig in Fischen enthalten. Es attackiert Menschen mit Defiziten an:

- Vitamin C
- Vitamin D
- Vitamin B6
- Zink
- Eisen
- Mangan
- Kupfer
- Selen oder Calcium

Vitamin C und Eisen reduzieren Cadmium-Ablagerungen im Körper.

Aber den beste Schutz vor solchen Depots geben die Mineralstoffe Zink und Selen.

Aluminium

Aluminium ist in vielen Zahnpasten, Shampoos und Deodorants enthalten, aber auch in populären Arzneimitteln gegen Übersäuerung des Magens.

Aluminium gilt als wahrscheinlicher Faktor bei der Entstehung vieler Krankheiten, darunter Osteoporose und die Alzheimer-Erkrankung.

**Vermeiden Sie aluminiumhaltige Kosmetika
und verwenden Sie kein Kochgeschirr aus Aluminium.**

Quecksilber

Quecksilber kommt nicht nur in Amalgam-Füllungen, sondern in mehr als hundert Industrie-Produkten vor, darunter z.B. Haarfärbemittel und Kosmetika.

Auch Fisch kann stark belastet sein, besonders große Fische wie Thunfisch.

Vitamin E und Selen helfen, den Körper von Quecksilber zu entgiften.

Blei

Auch bei Blei kann leider keine Entwarnung gegeben werden, weil die Auspuffgase unserer Autos kein Blei mehr enthalten...
Die Gefahr geht vor allem von Konservennahrung aus.

Fortschreitende Bleivergiftung führt zu:

- Blutarmut und Schäden an:
- Nieren
- Schilddrüse
- Herz
- Gehirn.

Zink und Eisen sind die Nährstoffe, die die Bleibelastung im Körper reduzieren können.

Aus diesen wenigen Beispielen mag ersichtlich sein, daß die Schadstoffe in unserer Umwelt unseren Bedarf an entgiftenden Nährstoffen beträchtlich erhöhen.

Unser Lebensstil erfordert zusätzliche Vitalstoffe

Das Alltagsleben der meisten Menschen ist heute stärker denn je durch äußeren und inneren Streß, Termindruck und Bewegungsmangel gekennzeichnet.
Um diesen Anforderungen gerecht werden zu können, brauchen wir viel mehr Vitalstoffe als in früheren Zeiten.

Unsere Lebensgewohnheiten tun ein übriges.
Tabak- und Alkoholkonsum rauben unserem Körper lebenswichtige Mikronährstoffe.

Raucher brauchen z.B. wesentlich mehr Vitamin C, denn durch den Genuß einer einzigen Zigarette werden 25 - 100 mg Vitamin C verbraucht; schon 25 mg sind mehr als ein Drittel der von der Deutschen Gesellschaft für Ernährung empfohlenen täglichen Aufnahmemenge.

Alkoholkonsum laugt die körpereigenen Vorräte an Eisen, Zink, Magnesium und vielen B-Vitaminen aus.

Über 90% der älteren Erwachsenen nehmen regelmäßig Medikamente.
Viele dieser Arzneimittel, und gerade die am häufigsten verschriebenen, rauben dem Organismus wichtige Mikronährstoffe; Diuretika z.B. führen zu massiven Verlusten von Kalium und Magnesium.

Auch die Anti-Baby-Pille greift massiv in den Vitalstoff-Haushalt ein.
Sie beeinträchtigt den Stoffwechsel von Folsäure und Vitamin B6 und erhöht den Bedarf an diesen Vitaminen.

Diese - wenigen - Beispiele mögen ausreichen, um die Problematik zu verdeutlichen.
Wir haben es mit zwei Entwicklungsrichtungen zu tun, die - wie eine sich öffnende Schere - immer weiter auseinanderstreben. Auf der einen Seite liefern uns die Nahrungsmittel, bedingt durch die industrielle Produktion und Verarbeitung, aber auch durch unsere Eßgewohnheiten, immer weniger Vitalstoffe.

Der so entstehende Mangel trifft auf der anderen Seite auf einen erheblich erhöhten Bedarf, denn wir benötigen zusätzliche Vitalstoffe, um mit Umweltgiften und den zusätzlichen Belastungen durch unsere heutige Lebensweise fertig zu werden.

Die optimale Vitalstoffversorgung

Als die Wissenschaft damit begann, vor weniger als 100 Jahren, die Wirkung einzelner Vitamine zu erforschen, gingen die Erkenntnisbemühungen vor allem um die Frage, wieviel von einem Vitamin im Körper sein muß, um bestimmte Krankheiten zu verhü-

ten.
Wieviel Vitamin C muß z.B. im Körper sein, damit kein Skorbut entsteht?
Die Wissenschaft gab darauf Antworten, in denen Mindestmengen festgestellt wurden. Sie sagte etwa, um im Beispiel zu bleiben:

„Wenn der Mensch täglich mindestens 75 mg Vitamin C zuführt, entsteht kein Skorbut."

So entstanden Mengenangaben, die sich auf die Verhütung von Vitamin-Mangelerkrankungen bezogen.
Es waren anfangs die Krankheiten, die heute als die „klassischen" Mangelerkrankungen gelten, wie:

● Skorbut
● Beriberi
● und Pellagra,

die die Forscher auf die Vitaminspur brachten und die auch tatsächlich zum Verschwinden dieser Krankheiten führten, nachdem die spezifischen Vitamine wenigstens in der ermittelten Mindestdosierung verabreicht wurden.

Diese Mindestmengen waren dann auch Ausgangspunkt für die Empfehlungen zur Nährstoffzufuhr, die der Bevölkerung in allen Ländern, meist von staatlichen Institutionen, gegeben werden.

In Deutschland werden diese Empfehlungen von der Deutschen Gesellschaft für Ernährung (DGE) gegeben.

Sie besagen, daß man mit der angegebenen täglichen Aufnahmemenge den Bedarf insoweit deckt, daß Mangelerkrankungen verhütet werden.

Seither hat sich in der Nährstoff-Forschung viel getan.
Man kann heute dank der unglaublich verfeinerten Meßmethoden viel genauer feststellen, welche Effekte die einzelnen Mikronährstoffe auf zellularer Ebene haben.

Und die Forschungen selbst erstrecken sich auf alle bisher bekannten Mikronährstoffe, nicht nur auf einige.
Auch die Forschungsrichtung hat sich grundlegend gewandelt.
War die Fragestellung vorher:

„Welche Menge eines bestimmten Vitalstoffs benötige ich mindestens, um die durch das Fehlen dieses Vitalstoffs verursachte Mangel-krankheit zu verhüten?",

so lautet sie nun:

„Welches ist die optimale Menge eines bestimmten Vitalstoffs, um eine gesunde Körperfunktion zu fördern oder wiederherzustellen?"

Kommen wir nochmals auf das Beispiel Vitamin C zurück.
Der schon erwähnte Linus Pauling fand heraus, daß man zwar mit einer Aufnahme von 75 mg Vitamin C das Auftreten von Skorbut verhüten kann, daß aber die Zufuhr weit größerer Mengen einen erheblichen zusätzlichen gesundheitlichen Nutzen verschaffe.

Er empfahl eine tägliche Einnahme von 10.000 mg oder mehr.

Pauling war von der positiven Wirkung auf den Gesundheitszustand so überzeugt, daß er die Ansicht vertrat, Vitamin C (Ascorbinsäure) sollte in den Läden pfundweise verkauft werden wie Zucker und Mehl. Er selbst nahm täglich 18.000 mg, also das 240fache der zur Verhütung von Skorbut empfohlenen Menge.

Offensichtlich kann eine solche Menge nicht über die normale tägliche Ernährung zugeführt werden.
(Die 18 g Vitamin C, die Pauling täglich verzehrte, entsprechen der Menge, die in 200 Gläsern frisch gepreßtem Orangensaft enthalten sind.)

Es war deshalb logisch, daß damit begonnen wurde, Vitalstoffe als eigenständige Nährstoff-Präparate zu entwickeln, und zwar als Einzel-Präparate wie auch als Kombinations-Präparate.

Diese Entwicklung begann in großem Stil vor rund 20 Jahren in den USA, was vielleicht deshalb nicht besonders überraschend ist, weil die allgemeine Ernährungssituation dort womöglich noch katastrophaler ist als bei uns.

Heute jedenfalls stehen die Vitalstoffe, die schon immer natürlicher Bestandteil unserer Nahrung gewesen sind, in vielen Formen als

- Pulver oder
- Granulat, in
- Kapseln und
- Tabletten zur Verfügung.

Das bedeutet, daß man sie - ergänzend zur täglichen Nahrung - einsetzen kann, um Mängel oder Einseitigkeiten in der Normalkost auszugleichen oder die Grundversorgung mit Vitalstoffen sicherzustellen.

Gezielt und in optimaler Dosierung können sie nicht nur für den persönlichen Gesundheitsschutz eingesetzt werden, sondern auch, um dem Organismus die Substanzen zu geben, die er braucht, um Fehlfunktionen ausgleichen zu können.

(Wie dies im einzelnen geht, erfahren Sie in den folgenden Abschnitten dieses Buches.)

Ganz ohne Zweifel gehört die Entdeckung der Vitamine und die Erkenntnis, daß sie lebenswichtige Elemente einer gesunden Ernährung sind, zu den bedeutungsvollsten wissenschaftlichen Leistungen.

Gleichrangig daneben steht eine kaum mehr als 20 Jahre zurückliegende Entdeckung, die in den letzten Jahren zum vielleicht wichtigsten, neuen Ansatz in der Gesundheitsvorsorge geworden ist:

Es ist die Erkenntnis, daß die optimale Dosis für bestimmte Vitamine sehr viel größer ist als die bis dahin von den Fachleuten empfohlene, und daß, wie Linus Pauling es ausdrückte:

„...die Versorgung des Körpers mit solchen größeren Vitaminmengen zu einer wesentlichen Verbesserung der Gesundheit führt, einen größeren Schutz gegen viele Krankheiten bietet und einen großen Wert als zusätzliche Maßnahme im Rahmen der geeigneten Therapien bei der Behandlung von Krankheiten besitzt."

Was ist zu tun?

Mangel und Gift stellen heute die größten Gesundheitsrisiken dar.

Wie können wir dieser Herausforderung begegnen?

Wie können wir unsere Gesundheit schützen angesichts der Gefährdungen, die leider zum großen Teil unausweichlich geworden sind?

Wir können die Zeit nicht zurückdrehen.
Wir müssen praktikable Wege finden, wie wir uns auch unter den heutigen Lebensbedingungen schützen können.

Der Blick auf unsere Lebenswirklichkeit fordert in bezug auf die Ernährung vor allen Dingen zwei Konsequenzen, die hier als Empfehlung Ausdruck finden sollen:

1.

- Verzehren Sie, soweit wie irgend möglich, Lebensmittel aus kontrolliert biologischen Anbau.

Je ● natürlicher,
je ● unverarbeiteter,
je ● naturbelassener

die Nahrung, umso wertvoller ist sie für unseren Körper. Je weniger die Lebensmittel mit Kunstdünger ernährt und mit Chemikalien behandelt wurden, desto weniger belasten sie unseren Organismus.

- Vermeiden Sie industriell hergestellte oder verarbeitete Nahrungsmittel.

- Verwenden Sie keine Fertigprodukte, die durch großtechnische Verfahren zubereitet wurden.

- Bevorzugen Sie heimisches Obst und Gemüse.

- Wenn Sie tierische Produkte ver zehren, achten Sie beim Einkauf besonders auf:

- Herkunft,
- Haltung und
- biologische Aufzucht.

2.

- Nehmen Sie täglich ergänzend zu Ihrer Nahrung zusätzlich ein Nährstoff-Präparat, das Sie mit allen lebenswichtigen

- Vitaminen,
- Mineralstoffen,
- Spurenelementen und
- sonstigen Vitalstoffen

sicher versorgt.

- Lassen Sie keinen einzigen Tag aus.

Welche einzelnen Vitalstoffe Sie in welchen Mengen täglich benötigen, erfahren Sie in diesem Buch.

Die wichtigsten Vitalstoffe

"Ein Gramm Vorsorge ist mehr wert als ein Pfund Therapie" (Alter Grundsatz der Medizin)

Vitalstoffe sind Funktionsstoffe, das heißt, sie regeln unseren Stoffwechsel durch die internen Steuerungssysteme, die der Körper im Laufe der Evolution ausgebildet hat.

Die weitaus meisten dieser Funktionsstoffe können vom Körper nicht selbst gebildet werden. Sie sind essentiell, also für unser Überleben absolut erforderlich.

Diese Stoffe müssen also dem Organismus entweder über die natürliche Nahrung oder durch die Einnahme zusätzlicher Mittel zugeführt werden, um Leben und Gesundheit zu erhalten.

Es gibt verschiedene Arten von Vitalstoffen, die wir im folgenden näher kennenlernen werden.

Dabei ist es das Hauptziel dieses Buches, Sie über die wichtigsten Wirkungen der einzelnen Substanzen, wie sie sich aus den Berichten über die Forschungsergebnisse vor allem der letzten Jahre ergeben, zu informieren und Ihnen so den eigenen, bewußten Umgang mit diesen erstaunlichen, gesundheitserhaltenden Stoffen zu erleichtern.

Nicht die systematische, vollständige Darstellung, wie Sie sie in einschlägigen Lehrbüchern leicht finden können, sondern konkrete Anleitung zu effektiver persönlicher Gesundheitsvorsorge ist die Zielrichtung dieser Darstellung.

Wir unterscheiden folgende Vitalstoff-Arten:

1.	Vitamine
2.	Mineralstoffe
3.	Spurenelemente
4.	essentielle Fettsäuren
5.	Aminosäuren
6.	Phyto-Nutrienten
7.	Enzyme.

Wir sprechen hier von den „wichtigsten" Vitalstoffen in dem Sinne, daß Versorgungsdefizite besonders häufig oder wahrscheinlich sind.

Phosphor oder Chlorid (als Natrium-Chlorid = Kochsalz) beispielsweise sind in diesem Sinne „unwichtig", weil diese Elemente - meist überreichlich - in der Nahrung vorhanden sind und deshalb eine Unterversorgung selten vorkommt.
Ansonsten sollten möglichst alle Mikronährstoffe in den richtigen Konzentrationen im Organismus anwesend sein, weil sie ihre optimale Wirkung gerade durch ihr Zusammenwirken entfalten.

Essentielle Mikronährstoffe

Als essentielle, für unser Leben notwendige Mikronährstoffe gelten (nach *Colgan*):

Vitamine und Co-Faktoren

- **Vitamin A (Retinol)**
- **Vitamin C (Ascorbinsäure)**
- **Vitamin D (Calciferol)**
- **Vitamin E (d-alpha-Tocopherol)**
- **Vitamin B1 (Thiamin)**
- **Vitamin B2 (Riboflavin)**
- **Vitamin B3 (Niacin)**
- **Vitamin B5 (Pantothensäure)**
- **Vitamin B6 (Pyridoxin)**
- **Vitamin B12 (Cobalamin)**
- **Folsäure**
- **Biotin**
- Cholin
- Inositol
- Para-Amino-Benzoesäure (PABA)
- Vitamin K (Menadion)
- Bioflavonoide

Mineralstoffe und Spurenelemente

- **Calcium**
- Chlor
- **Kalium**
- **Magnesium**
- Natrium
- Phosphor

- Arsen (wahrscheinlich)
- **Chrom**
- **Eisen**
- Fluor
- **Jod**
- **Kobalt**
- Kupfer
- Mangan
- Molybdän
- Nickel
- **Selen**
- Silizium
- Vanadium
- **Zink**
- Zinn (wahrscheinlich)

Aminosäuren

- Arginin (essentiell für Kinder)
- Histidin (essentiell für Kinder)
- Isoleucin
- Leucin
- **Lysin**
- **Methionin**
- Phenylalanin
- Threonin
- Tryptophan
- Valin

Fettgedruckt wurden die Bezeichnungen der essentiellen Nährstoffe, für die eine mangelnde Zufuhr über die Ernährung häufig oder wahrscheinlich ist.

Antioxidantien und freie Radikale

Bevor wir die verschiedenen Vitalstoff-Arten im einzelnen beschreiben, müssen wir noch eine Stoffgruppe kennenlernen, die in der heutigen Nährstoff-Forschung eine überragende Bedeutung hat:

die **Antioxidantien**.

Antioxidantien spielen, wie wir noch sehen werden, eine entscheidende Schlüsselrolle für unser Immunsystem und für die Verzögerung von Alterungsprozessen in unserem Körper.

Unter diesem Begriff wird eine spezifische, (nämlich die antioxidative) Wirkungsweise bestimmter Vitamine, Mineralstoffe, Pflanzenstoffe usw. zusammengefaßt.

Der Zustand unserer Zellen entscheidet über unsere Gesundheit

Sie erinnern sich, daß alle Aspekte der Gesundheit auf der Ebene der Körperzellen anfangen und enden.
Hier werden die Schlachten gewonnen oder verloren, die über Gesundheit und langes Leben oder Krankheit und Tod entscheiden.

Wir wissen, was aus unserer Gesundheit wird, wenn wir wissen, was in unseren Zellen vorgeht.
Jede Körperzelle ist ein eigener kleiner Kosmos, in dem in jedem Augenblick Abertausende biochemische Reaktionen ablaufen.

Gesteuert werden diese Reaktionen durch das, was wir essen.
Zum ersten Mal in der Menschheitsgeschichte ist die Wissenschaft heute in der Lage, zu erforschen, auf welche Weise auf zellularer Ebene unsere Nahrung Gesundheit oder Krankheit fördert.

Neue Technologien ermöglichen es, die biochemische Aktivität selbst kleinster Mengen einzelner Nahrungskomponenten und ihre Wirkung in den Körperzellen zu untersuchen.

In den letzten zwei Jahrzehnten haben sich die Grundlagenforscher in diesem Bereich vor allem mit der Frage befaßt, wie es kommt, daß Zellen überhaupt ihre Funktionsfähigkeit verlieren, daß sie altern und schließlich absterben.

Sie sind dabei auf Einsichten gekommen, die sowohl für die Gesundheitsvorsorge als auch für die Behandlung von Krankheiten geradezu revolutionäre Auswirkungen haben werden.

Körperzellen verlieren Ihre Funktionsfähigkeit, die ja unabdingbare Voraussetzung für das harmonische Zusammenspiel aller Organe ist, durch den Angriff zellschädigender Substanzen, die in der wissenschaftlichen Terminologie als *„freie Radikale"* bezeichnet werden.

Was sind freie Radikale?

Um das zu verstehen, müssen wir wissen, was der Sauerstoff in unserem Körper tut.

Sauerstoff ist für alle Verbrennungsvorgänge notwendig - wir kennen das aus leidvoller Erfahrung, wenn der Grill nicht recht „ziehen" will. Dann führen wir Sauerstoff zu, indem wir bis zur völligen Erschöpfung in die Glut blasen.

Aber Verbrennung bedeutet nicht immer „Feuer".

Wenn Sauerstoff sich z.B. mit Eisen verbindet, entsteht nach einer Weile Rost.
Der Vorgang, eine „kalte" Verbrennung, heißt bekanntlich: Oxidation.
In dieser „kalten" Weise ist der Sauerstoff in unserem Körper für Verbrennungsprozesse unerläßlich, durch die Körperenergie gewonnen wird.
Der Verbrennungsvorgang findet, sorgfältig kontrolliert und abgeschirmt, in besonderen Abteilen unserer Körperzellen, den Mitochondrien, statt.

Die Mitochondrien werden deshalb auch die „Brennkammern" der Zellen genannt.

Nun hat der Sauerstoff, ohne den wir keine fünf Minuten leben könnten, auch seine gefährlichen Seiten. Er kann im Verlauf der Reaktionen, die er im Körper durchmacht, eines seiner Elektronen verlieren, die normalerweise stabil und paarweise miteinander verbunden sind.
Das ist der Moment, wo das nun unvollständige Sauerstoffmolekül zum „Radikal" wird.

Das „freie", partnerlose Elektron ist nämlich äußerst bestrebt, sich auf schnellstem Wege wieder ein Partner-Elektron zu suchen.
Es reagiert mit dem nächstbesten benachbarten Molekül, indem es ihm ein Elektron entreißt. Das Molekül, das durch den Angriff des Sauerstoff-Radikals ein Elektron verliert, wird dabei gewöhnlich beschädigt.

Es kommt aber noch schlimmer!

Wenn der Vorgang nicht gestoppt wird, kann das durch den Verlust des Elektrons beschädigte Molekül selbst zum Radikal werden und es ist leicht einzusehen, daß auf diese Weise eine Kettenreaktion von zellschädigenden Prozessen in Gang kommt.
Freie Radikale sind also instabile, stark reaktive Moleküle, die sehr schnell mit den sie umgebenden Molekülen oxidieren.

Sie werden deshalb auch Oxidantien genannt.
Da die benachbarten Moleküle Bestandteile der Körperzellen sind, leuchtet ein, daß der Angriff der freien Radikale auf Dauer zu Funktionseinbußen dieser Zellen führen muß, vor allem auch ihrer Fähigkeit, sich durch die Zellteilung selbst zu ersetzen.
Davon sind auch die Eiweiß-Moleküle betroffen, die die DNS, also die Träger der Erbinformation, enthalten, durch die die Zellen auf ihre spezifische Aufgaben im Gesamtorganismus programmiert sind.

Wenn sich durch Angriffe der freien Radikale die Fehler im genetischen Code des DNS-Programm häufen, verlieren die betroffenen Zellen schließlich ihre Funktionsfähigkeit und können entarten, wenn der Schaden nicht repariert wird.

Weiterhin verursachen freie Radikale eine Ansammlung von toxischen Schlacken, wenn sie Fett- oder Eiweißmoleküle angreifen.

Ein Beispiel sind die Altersflecken auf der Haut; es sind Ablagerungen von Abfallprodukten, die sich durch solche Angriffe gebildet haben. Dieser „Zellrost" verstopft die Zellen und beeinträchtigt ihre normale Tätigkeit.

Das alles hört sich für Sie vielleicht nach einer neuen, schrecklichen Krankheit an, aber so ist es nicht.
Denn unser Organismus hat in Jahrmillionen der Evolution gelernt, mit dem lebensspendenden Sauerstoff, aber auch mit seinen Gefahren umzugehen.

Freie Radikale gehören deshalb, sozusagen mit jedem Atemzug, in gewissem Umfang zum ganz normalen Stoffwechselgeschehen.

Das heißt, der Körper hat wirksame Schutzmechanismen entwickelt, um sich vor den Attacken der Freien Radikale zu schützen.

Antioxidantien schützen

Zu den wirksamsten Verteidigungsmitteln, die unser Körper im Kampf gegen freie Radikale einsetzt, gehören bestimmte Vitalstoffe.
Wegen der ihnen gemeinsamen Eigenschaft, die Oxidationsvorgänge im Körper zu verhindern, die durch freie Radikale ausgelöst werden, heißen sie Antioxidantien.

Antioxidantien sind Radikalenfänger.
Sie neutralisieren freie Radikale, indem sie biochemische Verbindungen mit ihnen eingehen.
Die meisten Antioxidantien „spenden" den nach dem fehlenden Elektron gierenden Radikalen ein Elektron und wandeln sie dadurch in stabile, ungiftige Stoffwechselprodukte um, die die Körperzellen weder verschlakken noch schädigen können.

Freilich werden die Antioxidantien durch ihr Elektronen-Opfer selbst oxidiert, und das bedeutet, daß der Vorrat an Radikale fangenden Antioxidantien ständig aufgefüllt werden muß.

In allen Vitalstoff-Arten gibt es wirksame Antioxidantien.
Bei den Vitaminen sind es in vorderster Linie die

- Vitamine A und
- seine Vorstufe,
- Beta-Carotin,
- Vitamin C und
- Vitamin E.

Die antioxidativ wirksamen Enzyme enthalten Mineralstoffe als Bestandteil;

- das Enzym Glutathionperoxidase beispielsweise braucht
- Selen, um aktiv zu werden.

- Das Enzym Katalase enthält
- Eisen,

- das Enzym Superoxid-Dismutase (SOD)
- Zink,
- Mangan und
- Kupfer.

- Die Aminosäure Cystein ist ein wertvolles Antioxidant, ebenso wie

- das Coenzym Q 10, ein vitaminähnlicher Stoff, der sich vor allem in den Herzmuskeln findet.

- Auch Phyto-Nutrienten, beispielsweise bestimmte Bestandteile des Grünen Tees, sind außerordentlich wirksame Antioxidantien.

Wegen der Allgegenwart der freien Radikale findet man Antioxidantien in jeder Körperzelle, aber auch in den Körperflüssigkeiten und natürlich im Blut.

Bestimmte Antioxidantien verteidigen dabei ihren eigenen Bereich.

Fettlösliche Vitamine wie die Vitamine A und E verteidigen fetthaltige Strukturen vor dem Angriff der Radikale, wie zum Beispiel die Zellwände, aber auch fetthaltige Proteine und die Nervenscheiden.

Das wasserlösliche Vitamin C, aber auch Cystein und Beta-Carotin patrouillieren in den Körperflüssigkeiten außerhalb und innerhalb der Zellen.

Am besten arbeiten Antioxidantien gemeinsam, und je ausgewogener die Mannschaft ist, desto besser sind die Resultate.

Oxidativer Streß

Die körpereigenen Schutzmechanismen sind gefährdet, wenn sie überfordert werden.
Man spricht dann von „oxidativem Streß."

Eine verstärkte Bildung von freien Radikalen kann sich durch innere, d.h. im Stoffwechsel entstehende Ursachen ergeben.
Dazu gehören schon sportliche Betätigungen, da sich durch den intensivierten Atmungsvorgang vermehrt Radikale bilden.
Deshalb haben Sportler einen erhöhten Bedarf an Antioxidantien.

Aber auch entzündliche Vorgänge und starke körperliche und geistige Belastungen erzeugen nicht nur psychischen, sondern auch oxidativen Streß.

Äußere Ursachen für oxidativen Streß treten in unserer heutigen Lebensweise ebenfalls gehäuft auf.

Zigarettenrauch erzeugt freie Radikale, ebenso ultraviolette Strahlung und Höhenstrahlung.

Luftverunreinigungen wie Autoabgase, Stickoxide, Ozon und Smog erzeugen freie Radikale; aber auch Chemikalien wie Pflanzenschutzmittel, Rückstände in Lebensmitteln, die allgegenwärtigen Chlorverbindungen und sogar bestimmte Medikamente.

Der durch unseren Lebensstil verstärkte oxidative Streß begünstigt die verstärkte Bildung freier Radikale, die sich selbst - durch die oben erwähnte Gefahr der Kettenreaktion - weiter vervielfältigen kann.
Es ist letztlich der oxidative Streß, der schließlich zu degenerativen Erkrankungen und vorzeitigem Altern führt.
Es ist praktisch nicht mehr möglich, die heute notwendige Menge von Antioxidantien nur aus Nahrungsquellen zu entnehmen.
Benötigt werden, selbst wenn man im untersten Grenzbereich ansetzt, z.B. täglich mindestens 200 mg Vitamin E.

Um diese aus der Nahrung zu erhalten, müßte man 2 kg Erdnüsse oder 300 g Sonnenblumenöl zu sich nehmen.

Für die mindestens benötigten 500 mg Vitamin C müßte man mehr als 2 kg Orangen oder Brokkoli verzehren, und das täglich.

Wir können den Risiken durch oxidativen Streß heute nur dadurch wirksam entgegentreten, indem wir dem Körper genügend Antioxidantien in Form von dafür speziell formulierten Nährstoff-Präparaten zuführen, verbunden mit einer möglichst naturbelassenen, ballaststoff- und vitalstoffreichen Ernährung.

Nach den Antioxidantien, die durch ihre gemeinsame Fähigkeit, Radikale neutralisieren zu können, eine eigene Vitalstoff-Gruppe bilden, wollen wir nun die verschiedenen Arten der natürlichen Vitalstoffe, ihre hervorstechendsten Eigenschaften und ihre Einsatzmöglichkeiten für die Gesundheitsvorsorge näher kennenlernen.

Vitamine

Vitamine sind organische Substanzen, die lebenswichtig sind für das normale Funktionieren unsere Körpers.

Wir brauchen sie für unser Wachstum, unsere Vitalität und unser Wohlbefinden. Sie können - bis auf wenige Ausnahmen - nicht vom Körper selbst hergestellt werden.

Vitamine müssen also mit unserer Nahrung in unseren Körper gelangen und sind Bestandteil der natürlichen Nahrungsmittel.

Man kann nicht gesund sein, wenn man nicht alle wesentlichen Vitamine bekommt.
Diese erstaunlichen, winzigen Nahrungsbestandteile arbeiten für uns wie die Zündkerzen für den Motor:

Sie bringen unseren Stoffwechsel zum Leben.

Man unterscheidet wasserlösliche und fettlösliche Vitamine.

- Die wasserlöslichen Vitamine, z.B. die Vitamine der
- B-Gruppe (außer B12) und
- Vitamin C

werden vom Körper nicht gespeichert und müssen deshalb täglich ersetzt werden.

- Die fettlöslichen Vitamine
- A,
- D,
- E und
- K

können im Körper, vor allem in der Leber, gespeichert und bei Bedarf an die Zellen abgegeben werden.

Wasserlösliche Vitamine bilden als Co-Enzyme Bestandteile von Enzymen und wirken so bei der Steuerung von Körperfunktionen sowie bei der Erzeugung von Körperenergie mit.
B-Vitamine wie Cholin und Inosit erfüllen als Bestandteil von Zellmembranen bestimmte Aufgaben in den Zellen.

Die fettlöslichen Vitamine A und D haben hormonähnliche Eigenschaften und das Vitamin E schützt die Fettsäuren in den Zellen vor Oxidation.

Vitamine sind empfindliche Substanzen.
Sie können durch äußere Einwirkungen (Licht, Luft, Erhitzung) leicht zerstört werden.

Tatsächlich ist nachgewiesen, daß z.B. Kantinen- und vorverarbeitete Kost nur noch wenig mehr als die Hälfte der ursprünglichen Vitamine enthält.

Davon geht dann über die Zubereitung nochmals gut die Hälfte verloren und der geringe Rest gelangt auch nur dann in die Zellen, wenn die Enzyme und Schleimhäute im Darm richtig arbeiten und die Darmflora intakt ist; all das ist heute leider eher die Ausnahme.

So ist es kein Wunder, daß viele Menschen nur deshalb krank werden, weil sie zu wenig Vitamine zu sich nehmen.

Dann schaltet der Organismus sozusagen auf „Sparflamme", um die letzten Kraftspeicher des Körpers nicht unnötig zu verbrauchen und die Funktion lebenswichtiger Organe zu schützen. Bemerkbar wird dies durch:

- ständige Müdigkeit,
- Erschöpfung und
- Antriebsschwäche

- Zeichen für das Notprogramm der Natur, mit der der Körper seine Lebensfähigkeit erhalten will.

Vitamine sind, auch wenn sie in Kapseln oder Tabletten genommen werden, immer noch Nahrungssubstanzen. Das führt manche Menschen zu der Annahme, daß Vitamin-Präparate die Nahrung ersetzen können.

Nichts könnte falscher sein!

Vitamine geben selbst keine Energie (Kalorien), wenn sie auch unerläßlich sind für die körpereigene Energieproduktion durch kalorienliefernde Nahrungsbestandteile wie Fette, Eiweiß oder Kohlenhydrate.

„Man kann nicht Vitamine schlucken, mit dem Essen aufhören und erwarten, daß man gesund bleibt,"

bemerkte der *Vitaminforscher Mindell* dazu treffend.

Vitamin A (Retinol), Provitamin A (Carotinoide)

Vitamin A

Vitamin A hält Haut und Schleimhäute in guter Verfassung.
Es gibt dem Organismus Immunschutz, vor allem den Atemwegen, Bronchien und Lungen.

Vitamin A ist vorhanden im Sehpurpur und unerläßlich für ein gutes Sehvermögen, vor allem bei Dunkelheit.

Zusammen mit dem Vitamin D spielt Vitamin A eine große Rolle für ein gesundes Wachstum.
A und D sorgen für kräftige Knochen, gesunde Haut, Haar und Zähne.

Wußten Sie, daß - weltweit gesehen - die Unterversorgung mit Vitamin A eine Hauptursache der Kindersterblichkeit ist?
Kinder in unterentwickelten Ländern fallen durch Vitamin-A-Mangel auch eher harmlosen viralen Infekten (wie Masern) zum Opfer.
Nach einem Bericht des British Medical Journal (1993) könnte eine ausreichende Versorgung der Bevölkerung dieser Länder mit Vitamin A jährlich 1,2 - 2,5 Millionen Leben retten.

Todesfälle infolge von Atemwegserkrankungen würden um 70% sinken, Durchfallerkrankungen mit Todesfolge um 39%.

Die Zahl der Menschen, die jährlich als Folge von Vitamin-A-Mangel erblinden, wird auf 100.000 - 250.000 geschätzt.

Therapeutisch eingesetzt wird Vitamin A vor allem bei
- bestimmten Augenerkrankungen (darunter Altersstar) und Nachtblindheit;

- für die Stärkung der körpereigenen Immunabwehr (50.000 - 100.00 i.E. täglich)

- zur Abwehr von Infektionen,

- in der Krebsvorsorge

- bei der Behandlung von Krebs-Patienten (bis zu 300.000 i.E. täglich),

- bei Kinderkrankheiten wie Masern und Windpocken,

- Hautproblemen wie Akne (100.000 i.E. täglich über einen Zeitraum von 3 - 4 Monaten, zusammen mit Vitamin E, Zink, Pantothensäure und Nachtkerzenöl) und

- Psoriasis (100.000 i.E., zusammen mit Vitamin D.)

Es ist selbstverständlich, daß solch hohe Dosierungen unter ärztlicher Aufsicht und Kontrolle erfolgen.

Wir sahen schon, daß Vitamin A für die gesunden Funktionen von Haut und Schleimhäuten wichtig ist.

Genauer, es schützt die Epithtel-Zellen, die oberste Schicht der Haut, die mit Substanzen der Außenwelt in Kontakt kommt.
Mit den Substanzen der Außenwelt stehen auch die Schleimhäute der Atemwege und des Magen-Darm-Traktes in intensivem Kontakt. Kein Wunder also, daß Vitamin A bei Erkrankungen in diesen Bereichen günstig wirkt.

Patienten mit Lungen-Emphysem und bestimmten Darm-Erkrankungen wie Colitis und Morbus Crohn profitieren von hohen Vitamin-A-Gaben.

Ein Vergleich der Harvard-Universität zeigte, daß das Risiko, ein Magengeschwür zu entwickeln, für die an der Studie teilnehmenden Männer mit der höchsten Vitamin-A-Zufuhr um 54% niedriger lag als bei den Männern mit der niedrigsten Zufuhr.

Pro-Vitamin A (Carotinoide)

Vitamin A bezeichnet eine Anzahl chemisch ähnlicher Substanzen, die in der Wissenschaft als „Retinole" bezeichnet werden.
Sie kommen fast nur in tierischem Gewebe vor, besonders in Leber, Milch und Eiern.

Pflanzliche Quellen für Vitamin A sind die Carotinoide, eine Gruppe von Farbstoffen (Pigmenten), die in (dunkel)grünem Blattgemüse wie Spinat und Feldsalat, in Karotten und frischen Früchten reichlich vorkommen.

Über 500 verschiedene Carotinoide sind bisher bekannt.
50 von ihnen liefern eine Vitamin-A-Vorstufe, das Pro-Vitamin A.
Wir können diese Carotiniode in unserem Körper in Vitamin A umwandeln.

Die Carotinoide entwickeln aber -außer der Vitamin-A-Wirkung - weitere eigenständige Aktivitäten in unserem Körper. Vor allem ein Carotinoid, das Beta-Carotin, ist als einer der wirksamsten Antioxidantien bekannt geworden.
Dies macht es zu einem wichtigen Mikronährstoff in der Vorsorge gegen Herz- und Kreislauf-Erkrankungen.

In einer von der Medical Tribune (1990) veröffentlichen Studie ergab sich für 333 Herzpatienten, die täglich 50 mg Beta-Carotin nahmen, ein um 50% niedrigeres Risiko ernster Herz-Kreislauf-Vorfälle im Vergleich zu Patienten, die kein Beta-Carotin erhielten.

Darüberhinaus schützt Beta-Carotin, wie Vitamin C, das Cholesterin vor Oxidation.
Nur oxidiertes Cholesterin kann die Arterien verstopfen.

Bei Beta-Carotin-Präparaten wird für Dosierungszwecke gewöhnlich die Vitamin-A-Aktivität angegeben.
(10.000 i.E. Vitamin-A-Aktivität entsprechen etwa 50 mg Carotin, bei Retinol entspricht 0,3 mg 1000 i.E. Vitamin-A-Aktivität.)

Beta-Carotin aus natürlichen Quellen (z.B. Möhren, Tomaten oder der Mikro-Alge Dunaliella salina, sowie gemischt mit weiteren Carotinoiden), sind isolierten oder synthetisch erzeugten Beta-Carotin-Präparaten weit überlegen.

Verwenden Sie nur Präparate mit natürlichen Carotinoiden.

Der Vitamin-A-Bedarf eines gesunden Erwachsenen liegt bei ca. 5000 i.E. täglich.
Da sich das (fettlösliche) Vitamin im Körper anreichert, können Nebenwirkungen auftreten, wenn über einen langen Zeitraum eine tägliche Zufuhr von 50.000 - 100.000. i.E. überschritten wird, also das 10 - 30fache einer üblichen Tageszufuhr.

Schwangere Frauen sollten, besonders in den ganz frühen Stadien der Schwangerschaft, täglich nicht mehr als 8.000 i.E. Vitamin A nehmen, um das bei höheren Dosierungen bestehende Risiko einer Schädigung des Fötus auszuschließen.

Sie können, wie alle anderen, auf die natürlichen Carotinoide zurückgreifen, die - in jeder Menge - ungiftig sind und vom Körper in der benötigten Menge in Vitamin A umgewandelt werden.

Die für die Gesundheitsvorsorge empfohlenen Dosierungen für Beta-Carotin liegen bei 10.000- 25.000 i.E. Vitamin-A-Aktivität.

Die B-Vitamine

Können Sie sich vorstellen, welch ungeheure Leistung die Pioniere der Nährstoff-Wissenschaft erbrachten, als sie die einzelnen Vitamine fanden, ihre Aufgaben im Körper genau ermittelten und ihre chemische Struktur bestimmten?

Ich kann es nicht. Ich stelle mir nur immer vor, daß an keiner dieser Substanzen ein kleines Zettelchen hing, auf dem stand:

"Ich bin das Vitamin B1, ich bin Vitamin B3"...

und so fort. Was sich heute als die Vitamine der B-Familie so geordnet und adrett präsentiert, ist eine Klasse von chemisch völlig verschiedenen Stoffen, die indessen neben ihren Einzelaufgaben als Mitglieder der B-Familie zwei gemeinsame Eigenschaften haben:

1.

Sie sind maßgeblich beteiligt an der Energieproduktion im Körper, indem sie mithelfen, die „Brennstoffe" aus den energieliefernden Bestandteilen unserer Nahrung, also Fett, Kohlenhydrate, Protein, in körpereigene Energie umzuwandeln.

2.

Die B-Vtamine sind neurotrophe Stoffe, d.h. sie erfüllen wichtige Aufgaben, die mit dem Nervensystem zusammenhängen.

Kommen wir nochmals kurz auf die Pioniere der Nährstoff-Wissenschaft zurück.
Als sie zu Anfang unseres Jahrhunderts damit begannen, die Zusammenhänge zwischen bestimmten Gesundheitsaspekten und einzelnen Nahrungsbestandteilen genauer zu erforschen, ergab sich häufig dieses Bild:

Wenn sie die Funktion einer Substanz in einem bestimmten Nahrungsmittel erforscht hatten und dieses Nahrungsmittel dann weiter untersuchten, kamen sie darauf, daß die nächste, chemisch völlig verschiedene Substanz, bei der gleichen Körperfunktion beteiligt war.

Schließlich erkannten sie, daß sie es mit einer Gruppe von Nahrungsbestandteilen zu tun hatten, die zwar - jede für sich - ganz spezifische Aufgaben im Körper zu erfüllen haben, dies aber am besten tun, wenn sie zusammen auftreten.
Die Gruppe dieser so als Mannschaft auftretender Nahrungsbestandteile sind die Vitamine und vitaminähnlichen Stoffe, die wir heute unter der Bezeichnung B-Komplex zusammenfassen.
Die Vitamine des B-Komplex kommen in der Natur fast immer gemeinsam vor.

Tun sie das, weil sie damit einen gemeinsamen Zweck verfolgen?

Tatsächlich ist die Wirkung auch der einzelnen B-Vitamine dann am stärksten, wenn Sie im Verbund mit allen Vitaminen der B-Familie genommen werden. Wir haben hier ein schönes Beispiel für das, was heute - in den verschiedensten Lebensbereichen - Synergie genannt wird.

Synergie meint, daß das Ganze mehr ist als die Summe seiner Teile.
Die einzelnen Mitglieder der B-Familie verstärken sich, wenn sie zusammenwirken können.

Deshalb ist es so fatal, wenn einzelne B-Vitamine, etwa durch die Verarbeitung von Nahrungsmitteln, verloren gehen, eben weil dann keine Synergie eintreten kann, da die Wirkung der noch verbleibenden eingeschränkt wird.

Weil die B-Vitamine so verbunden sind, ist es sehr sinnvoll, sie als B-Komplex zusammen zu nehmen.

Wenn man einzelne B-Vitamine braucht, ist die Wirkung dann am besten, wenn man die Einzelsubstanz in der benötigten Dosis zuführt und die Einnahme durch den B-Komplex ergänzt.

Vitamin B1 (Thiamin)

Dieses Vitamin erfüllt, wie die anderen B-Vitamine, wichtige allgemeine Funktionen im Körper.

Es fördert die Blutzirkulation und die Bildung roter Blutkörperchen, den Kohlenhydrat-Stoffwechsel und übrigens auch die Produktion von Magensäure (Hydrochlorid).

Es hat einen positiven Effekt auf Wachstum, Appetit und Leistungsfähigkeit und wird gebraucht für den Muskeltonus innerer Organe wie Magen und Herz.
Vitamin B1 schützt den Körper vor degenerativen Effekten des Alterns, bei Alkoholkonsum und Rauchen.

Niemand jedoch schätzt das Vitamin B1 mehr als die Menschen, die seine segensreichen Wirkungen bei bestimmten psychischen Belastungen kennengelernt haben.
Früher nannte man B1 das „Moral"-Vitamin. Seine beste Eigenschaft ist tatsächlich die Fähigkeit, die geistige Einstellung des Menschen positiv zu beeinflussen.
Thiamin ist für viele Menschen eine unverzichtbare Hilfe bei der Bewältigung von belastenden Situationen, die mit - häufig dramatischen - Angstgefühlen einhergehen.
Das mögen Prüfungsängste sein oder Phobien wie die Unfähigkeit, einen Fahrstuhl zu besteigen, traumatische Zustände nach Operationen usw. Solche Zustände sind ja viel weiter verbreitet, als wir ahnen.

Das Vitamin B1 fördert in diesen Situationen ein positive Grundhaltung, die ihre glückliche Bewältigung oft erst möglich macht oder doch erheblich erleichtern kann.

Denken Sie an die Schulangst vieler Kinder.
Wieviel unnötige Quälerei könnte leicht vermieden werden, wenn die Kinder ausreichend mit Vitamin B1 versorgt wären. (B1 Mangel gehört in Deutschland zu den häufigsten Vitamin-Mangelerscheinungen.)

Aber es geht nicht nur um Ängste.

Vitamin B1 hilft, Lern- und Konzentrationsschwierigkeiten besser zu bewältigen.

In einer amerikanischen Studie wurde bei Schulkindern mit Thiamin-Mangel eine Verbesserung der Lernfähigkeit bis zu 25% festgestellt, nachdem die Vorräte auf einen gesunden Stand gebracht wurden.

Die Kinder konnten sich besser und länger konzentrieren, klarer denken und schneller reagieren.

Typische Verhaltensstörungen verschwanden.

Eine Ursache verminderter Gehirnfunktionen, von Lernschwierigkeiten und Nervenschäden, nicht nur bei Kindern, ist die schleichende Vergiftung durch Blei.

Thiamin hilft dabei, den Organismus von diesem toxischen Schwermetall zu entgiften.

Der normale Tagesbedarf eines gesunden Erwachsenen wird mit 50 - 100 mg abgedeckt.

Therapeutisch werden bei psychischen Problemen, Alzheimer-Krankheit oder neurologischen Störungen bis 400 mg pro Tag, zusammen mit den anderen B-Vitaminen, verabreicht.

Antibiotika, Sulfonamide und auch orale Empfängnisverhütungsmittel vermindern den Thiaminspiegel im Körper.

Kohlenhydratreiche Nahrung erhöht den Bedarf.

Vitamin B2 (Riboflavin)

Wie die anderen Vitamine der B-Gruppe wird Vitamin B2 nicht im Körper gespeichert, sondern muß regelmäßig durch die Nahrung oder durch zusätzliche Supplementierung zugeführt werden.

Vitamin B2 unterstützt die körpereigene Energieproduktion und ist am Stoffwechsel von Kohlenhydraten, Fetten und Proteinen, insbesondere der Aminosäure Tryptophan, beteiligt.

B2 ist nötig für die Bildung roter Blutkörperchen und Anti-Körpern, die eindringende Fremdorganismen angreifen und unschädlich machen.

Seine Solo-Rolle spielt das Vitamin aber vor allem für die Gesundheit von Augen und Haut. B2 fördert das Sehvermögen, verhindert Augen-Müdigkeit, z.B. bei langer Arbeit am Bildschirm und erleichtert die Anpassung des Auges bei Dunkelheit oder grellem Licht.

Es wird auch zur Verhütung und für die Behandlung von Katarakten eingesetzt.

Wenn sich Risse und Wunden in den Mundwinkeln oder an den Lippen zeigen, der Mund spröde und zu trocken, oder die Zunge geschwollen und rissig ist, deutet dies auf einen Mangel an Vitamin B2 hin.

Riboflavin beseitigt diese Störungen und sorgt allgemein für gesundes Hautgewebe, starke Nägel und schönes, schuppenfreies Haar.

Riboflavin wirkt auch als Antioxidant. Es wird gebraucht für die Bildung von Glutathion, einem der wichtigsten Radikalenfänger im Körper.
Es beschleunigt die Umwandlung von Vitmin B6 in seine aktive Form. Mit dem Vitamin B6 wird es gegen eine schmerzhafte Erkrankung des Handgelenks, dem Karpaltunnel-Syndrom, eingesetzt.

Mangelerscheinungen, die sich vor allem an Rissen und Wunden im Mundbereich zeigen, können leicht bei schwangeren oder stillenden Frauen auftreten.

Vegetarier, Senioren und Menschen, die besondere Diäten einhalten müssen oder keine Milchprodukte zu sich nehmen, sollten besonders auf ausreichende Zufuhr achten.

Die tägliche Aufnahme von 25 - 50 mg Riboflavin ist gewöhnlich völlig ausreichend.

Therapeutische Dosierungen, die eine Größenordnung von 500 mg oder mehr erreichen, bedürfen ärztlicher Überwachung.

Orale Verhütungsmittel und starke körperliche Betätigung erhöhen den B2-Bedarf.

Das Vitamin wird leicht zerstört durch Lichteinwirkung, Antibiotika und Alkohol.

Vitamin B3 (Niacin)

Der therapeutische Einsatz von Vitamin B3 bei psychisch Erkrankten begann Anfang der 50er Jahre und war so etwas wie die Geburtsstunde der Orthomolekularen Medizin.

Die kanadischen Ärzte *Dr. Hoffer* und *Dr. Osmond* behandelten ihre Schizophrenie-Patienten mit dem Vitamin B3 und anderen Mikronährstoffen. Sie haben später über ihre Erfahrungen berichtet. Ihr Bericht erregte großes Aufsehen, weil zum ersten Male deutlich wurde, daß Nährstoffmangel auch psychische Leiden mitverursachen oder verschlimmern kann.

Niacin wird nach wie vor zur Behandlung solcher Störungen verwendet. Es hat einen entspannenden und beruhigenden Effekt, besonders bei Depressionen, starken Angstgefühlen und Panikattacken.
Es hilft bei Kopfschmerzen und verbessert die Gedächtnisleistung. Es wird auch erfolgreich, meist zusammen mit Zink, bei seelisch

verursachen Eßstörungen wie Magersucht (Anorexia nervosa) und Bulimie eingesetzt.

Vitamin B3 hat darüberhinaus weitreichende allgemeine Aufgaben z.B. für Herz und Blutkreislauf. (Zahlreiche Hinweise sprechen dafür, daß es einen vorbeugenden Effekt bei Herzerkrankungen hat.)
Das Vitamin ist in jeder Körperzelle vorhanden und als Co-Enzym an wichtigen Stoffwechselvorgängen beteiligt, aber auch an der Ausschüttung von Gallen- und Magensäften und der Bildung von Sexualhormonen.

Streng genommen ist Vitamin B3 kein „echtes" Vitamin, da es auch vom Körper selbst aus Aminosäuren gebildet werden kann.

Unter den Oberbegriff Niacin oder Vitamin B3 fallen verschiedene chemische Varianten, hauptsächlich Nicotinsäure und Niacinamid, deren Eigenschaften sich überschneiden, teilweise aber auch voneinander unterscheiden.

Vorzugsweise wird heute wegen der besseren Verträglichkeit Niacinamid eingesetzt.
Die Nicotinsäure wirkt, was therapeutisch oft erwünscht ist, gefäßerweiternd, dadurch kann es aber nach der Einnahme zu - harmlosen und schnell abklingenden - Hitzewallungen, Rötungen und Hautjucken kommen.

100 - 500 mg Niacin reichen als Tagesmenge bei gesunden Erwachsenen aus.

Zur Senkung von Blutfettwerten und Verbesserung der schützenden HDL-Cholesterin-Werte werden in der Nährstofftherapie oft 1000 mg Nicotinsäure oder mehr gegeben. Diese sollten ärztlich überwacht werden.

Wenn zugleich blutverdünnende und/oder blutfettsenkende Medikamente genommen werden, sollte deren Dosierung angepaßt werden, denn Nicotinsäure steigert die Wirkung dieser Mittel.

Vitamin B5 (Pantothensäure)

Pantothensäure wurde zunächst als Wachstumsfaktor in bestimmten Mikroorganismen wie Hefekulturen entdeckt.

Später konnte in Tierversuchen gezeigt werden, daß Wachstumsstörungen auftreten, wenn Pantothensäure fehlte.

Das Vitamin wird für den gesunden Zellaufbau, das allgemeine körperliche Wachstum, einschließlich der Entwicklung des zentralen Nervensystems, gebraucht. Seit langem bekannt ist auch, daß die Heilung von Hautverletzungen und Hautverbrennungen (auch Sonnenbrand) durch Vitamin B5 beschleunigt wird.

**Vitamin B5
ist das Anti-Streß-Vitamin.**

Es hilft, leichter mit außergewöhnlichen Belastungen fertig zu werden. Diesen Ruf verdankt es seiner Fähigkeit, die Nebennieren zur Produktion von streßmindernden Hormonen anzuregen. Die Nebennieren können das nur, wenn ihnen genügend Pantothensäure zur Verfügung steht.

Diese Nebennieren-Hormone (Glucocorticoide) haben aber nicht nur den Effekt, daß wir durch sie körperliche oder seelische Belastungszustände besser bewältigen.
Diese Hormone sind zugleich wichtige Kämpfer in der Abwehr entzündlicher Störungen, die sich in so verschiedenen Krankheitsbildern wie Arthritis, Gicht, Colitis ulcerosa, Morbus Crohn, Allergien, Schuppenflechte (Psoriasis) und bestimmten Autoimmunserkrankungen manifestieren, Krankheiten also, die meist chronisch werden und deren medikamentöse Behandlung häufig starke Nebenwirkungen hervorruft.

Eine die Ausschüttung von Nebennieren-Hormonen fördernde B5-Versorgung ist deshalb nicht nur hilfreich bei Streß, sondern zugleich eine gute Vorsorge gegen solche Störungen.

Bei einer Zufuhr von 1000 - 2000 mg täglich gehört die Pantothensäure zu den Mikronährstoffen, durch die die Blutfettwerte sicher und risikolos gesenkt werden können.

Ein typischer Bericht beschreibt einen Rückgang der Triglyceride um 30%, des Gesamtcholesterins um 19%, des (schlechten) LDL-Cholesterins um 21% bei einer Zunahme des „guten" HDL-Cholesterins um 23%.

Diese blutfettsenkende Wirkung wird von den Wissenschaftlern so erklärt:
Der Körper wandelt zunächst Pantothensäure in einen verwandten Stoff um, Panthetin.
Panthetin aber ist Bestandteil des Co-Enzyms A und dieses Co-Enzym ist der eigentliche Energie-Produzent im Körper.
Genügend Körper-Energie bedeutet, daß wir uns fit und vital fühlen. Reichlich Panthetin sorgt für eine hohe Konzentration des Co-Enzyms A im Organismus und Co-Enzym A verfolgt für die Gewinnung von Körper-Energie nur ein Ziel: Fett zur Verbrennung in die Zellen zu schicken.

Zur gezielten Senkung der Blutfette oder als Schutz gegen die oben beschriebenen entzündlichen Erkrankungen sind Tages-Dosierungen von 1000 - 2000 mg gebräuchlich, bei der Behandlung der Autoimmunerkrankung Lupus erythematodes werden sogar 10 - 15 g Pantothensäure (plus 1 - 2000 mg Vitamin E) gegeben.

Liegen keine Gesundheitsstörungen vor, sind 100 - 300 mg ausreichend.
Eine Mangel an B5, meist durch hohen Alkoholkonsum bedingt, bedeutet so gut wie immer, daß der Körper auch mit allen übrigen B-Vitaminen ungenügend versorgt ist.

Vitamin B6 (Pyridoxin)

Vitamin B6 (Pyridoxin) spielt durch die Aktivierung zahlreicher Enzymsysteme eine sehr wichtige Rolle im Stoffwechsel. Tatsächlich ist Vitamin B6 an mehr Körperfunktionen beteiligt als irgendein anderer einzelner Nährstoff.

Es ist schon verwunderlich, daß bei einem Vitamin, das so entscheidend involviert ist in die Regulierung des Hormonhaushalts der Frau, in die Verhütung von Diabetes und Herzkrankheiten, für die Stärkung des Immunsystems, in die Behandlung von Arthritis und für die gesunden Funktionen von Gehirn und Nerven, offiziell immer noch eine tägliche Zufuhr von ca. 2 mg für ausreichend gehalten wird.

Die meisten wissenschaftlichen Studien gehen dagegen von 50 mg bei gesunden Erwachsenen aus; bei spezifischen Störungen werden 100 - 200 mg, manchmal auch bis zu 1500 mg eingesetzt.

Vitamin B6 gilt als „Frauen"-Vitamin, weil es eine integrale Rolle in der Harmonisierung des weiblichen Hormonhaushaltes spielt, vor allem während der Menstruation und in den Wechseljahren.

Es erleichtert auch die Symptome des prämenstruellen Syndroms, Übelkeit und Spannungs-Kopfschmerz. Frauen brauchen mehr Vitamin B6, wenn Sie schwanger sind, aber auch, wenn sie orale Verhütungsmittel nehmen; leider gehören junge Frauen, zusammen mit Jugendlichen und Senioren, zu der Bevölkerungsgruppe, die gewöhnlich unterversorgt sind.

Neuderdings wird die Bedeutung des Homocystein-Spiegels im Blut als wichtiger Bestimmungsfaktor für das Risiko von Herzattacken und Schlaganfällen ausgiebig in der wissenschaftlichen Literatur behandelt.
Homocystein ist eine toxische Substanz, die den Herzmuskel angreift und die Ablagerung von Cholesterin begünstigt.

Ein erhöhter Homocystein-Spiegel im Blut gilt als Risiko-Indikator für Herz- und Schlaganfälle.

Vitamin B6 kann dieses Risiko zusammen mit Folsäure und Vitamin B12 verringern.
Wie aus einer Untersuchung der Harvard-Universität an 15000 amerikanischen Ärzten hervorging, erlitten die Teilnehmer mit dem geringsten B6-Spiegel 50% mehr Herzattacken als ihre ausreichend versorgten Kollegen.
Ein um 5 Punkte verringerter Homocystein-Spiegel im Blut senkt das Risiko eines Herzinfarktes um 40%.

Erhöhte Homocystein-Werte begünstigen aber nicht nur Herzerkrankungen.
Sie werden auch z.B. bei Alzheimer-Erkrankung, Multipler Sklerose und rheumatoider Arthritis gefunden.

Vitamin-B6-Mangel führt zu einer erhöhten Erregbarkeit der Nerven, welche die Hauptursache für Konzentrationsstörungen ist.

Oft können solche Probleme, die - etwa bei Schulkindern - häufig mit Lernschwierigkeiten, Hyperaktivität und ähnlichen Verhaltensstörungen einhergehen, durch eine hinreichende Versorgung mit Vitamin B6 gebessert werden.

Erfolgreich wird das Vitamin auch bei der Behandlung des Karpaltunnel-Syndroms eingesetzt.
Das ist eine Erkrankung, die vor allem Frauen befällt. Durch die Einklemmung eins Nervs im Handgelenk kommt es zunächst zu Prickeln, Kribbeln, Pelzigsein in den Fingern, Schmerzen und schließlich Steifheit der Hände.
Bei Verabreichung des Vitamins in hohen Dosen (bis 500 mg/Tag) kann in manchen Fällen auf chirurgische Eingriffe verzichtet werden.

Vitamin B6 sollte zusammen mit den anderen B-Vitaminen genommen werden, um das Risiko neuropathischer Erscheinungen wie zeitweiliges Kribbeln oder Taubheit in Armen und Beinen zu vermeiden, die sonst bei Dosierungen über 500 mg auftreten können.

Für den vorsorgenden Gesundheitsschutz genügen 50 mg pro Tag.

Anti-Depressiva, Östrogen-Ersatztherapie und Mittel zur oralen Empfängnisverhütung erhöhen den Bedarf an Vitamin B6.

Entwässernde Medikamente (Diuretika) und Arzneimittel, die Cortison enthalten, blockieren seine Verwertung im Körper.

Vitamin B12 (Cobalamin)

Dieses Vitamin wurde erst im Jahre 1948 isoliert, als letztes der bis heute bekannten Vitamine.

Seine Struktur enthält das Spurenelement Kobalt.

Cobalamin ist das Vitamin, das gegen eine bestimmte Form der Blutarmut eingesetzt wird, die - früher tödliche - perniziöse Anämie. Sie kommt dann zum Ausbruch, wenn 80 - 90% der Körpervorräte an Vitamin B12 aufgebraucht sind.
Bei perniziöser Anämie wird B12 direkt in die Blutbahn injiziert, um die Vorräte zu ersetzen.

Bereits ein geringer Mangel an B12 kann zu Befindlichkeitsstörungen führen, deren wirkliche Ursache - eben der Vitamin-B-12-Mangel - häufig nicht erkannt wird, weil die Symptome unspezifisch sind.
Es handelt sich dabei um Zustände wie allgemeine Schwäche und Müdigkeit, depressive Verstim-

mung, Vergeßlichkeit, Veränderungen der Persönlichkeit, Muskelschlaffheit und Bewegungsstörungen.

Wo solche Anzeichen auftreten und anderweitige Ursachen nicht erkennbar sind, kann die Zufuhr von Vitamin B12 Hilfe bringen und - oft genug - bei den Betroffenen geradezu einen Vitalitätsschub auslösen.

Risikogruppen für B12-Defizite sind Raucher, Senioren, schwangere Frauen, Vegetarier und Menschen, die an ständigen Durchfällen leiden.
Die Zöliakie, eine chronische Erkrankung des Darmtraktes, kann ebenso wie die Insuffizienz der Bauchspeicheldrüse zu Mangelerscheinungen führen.

Ein erhöhter Bedarf liegt bei Frauen vor, die orale Verhütungsmittel verwenden, da das Vitamin B12 verstärkt gebraucht wird, um Östrogen-Hormone abzubauen.

Vitamin B12 wird in sehr geringen (Mikrogramm-)Mengen benötigt und kann im Körper gespeichert werden. Eine optimale Versorgung über die Nahrung ist aber trotzdem häufig problematisch, weil das Vitamin vom Magen nicht gut assimiliert wird. Der Grad der Verwertung von B12 im Körper hängt nämlich entscheidend von dem Vorhandensein einer körpereigenen Substanz ab, die im Magen gebildet wird und „intrinsic factor" heißt.

Diese Substanz ermöglicht erst die Aufnahme von B12 (über den Dünndarm) in die Blutbahn.
Mit zunehmenden Alter bilden wir weniger „intrinsic factor" mit der Folge, daß entsprechend weniger Vitamin B12 tatsächlich in die Zellen gelangt.

Auch Medikamenteneinnahme kann die Resorption von Vitamin B12 stören, in erster Linie Mittel gegen Diabetes, Lipidsenker und bestimmte Antibiotika.

Um sicherzustellen, daß genügend B12 in den Zellen „ankommt", ist eine tägliche Aufnahme von 100 mcg für junge Erwachsene sinnvoll;
ältere Menschen und solche, bei denen Mangelanzeichen vorliegen, können die Dosierung ohne weiteres auf 400 - 2000 mcg steigern.

Im therapeutischen Bereich sind Dosierungen von 10 - 60 mg nicht ungewöhnlich. Das Vitamin ist auch in diesen Dosierungen völlig ungiftig, sollte aber am besten mit den anderen B-Vitaminen, besonders aber zusammen mit Folsäure, verwendet werden.

Biotin

Biotin ist essentiell für den Fett- und Kohlenhydrat-Stoffwechsel und spielt, wie neuere Forschungen zeigen, zusammen mit dem Spurenelement Chrom, eine wichtige Rolle für die Stabilisierung des Blutzuckerspiegels.

Extreme Blutzuckerschwankungen sind als Folge der übermäßigen Zufuhr raffinierter Kohlenhydrate mittlerweile zur Volkskrankheit geworden.

Dabei ist ein stabiler Blutzuckerspiegel, zwischen 80 und 100 mg Glukose pro 100 Milliliter Blut, für unsere Wohlbefinden von größter Bedeutung.
Sinkt der Wert auf 60 mg, werden wir nervös und reizbar, unter 30 mg sind wir kaum noch arbeitsfähig.
Unsere Gehirn- und Nervenzellen akzeptieren nur Glukose, also Blutzucker, als Energienahrung.
Der sinkende Blutzuckerspiegel läßt uns nach Süßem gieren; der süße Schoko-Riegel, den wir dann gewöhnlich einschieben,

bringt nicht nur verbrauchte Energie rasch zurück.
Er setzt auch, ebenso rasch, einen fatalen Teufelskreis in Gang.
Der Blutzuckerspiegel steigt, weil raffinierter Zucker sofort in die Blutbahnen aufgenommen wird, in kürzester Zeit weit über den Normalwert.
Jetzt reagiert die Bauchspeicheldrüse. Sie schüttet vermehrt Insulin aus. Das Insulin jagt die Zuckerwerte wieder nach unten, auf einen neuen Tiefststand.

Wie fühlen wir uns bei niedrigem Blutzucker?
Schlecht!
Was hilft?
Süßes, schnell!

Und so beginnt das Spiel von neuem, Tag für Tag, von Kindesbeinen an, bis die arme Bauchspeicheldrüse erschöpft ist und unsere Zellen insulinresistent geworden sind.

Biotin hilft, wie gesagt, zusammen mit Chrom und anderen Mikronährstoffen, den Blutzucker zu stabilisieren und Extrem-Schwankungen zu vermeiden.

Wir sollten aber deshalb, ehrlich gesagt, nicht darauf verfallen, unvernünftige Angewohnheiten beizubehalten.

Biotin ist auch bei anderen Stoffwechselprozessen beteiligt und ein wichtiger Verbündeter der Folsäure und des Vitamins B12.

Aber eigentlich schätzen wir es als das wichtigste Schönheits-Vitamin. Haut, Nägel und Haar, wenn sie gesund sind - und das kann man dann auch sehen - ein Element, das auch Bestandteil des Biotin ist: Schwefel.
Biotin transportiert Schwefel in die Zellen. Während Schwefel der Haut und dem Haar Schutz gibt, macht ein Mangel die Haut grau und das Haar glanzlos.
Auch Fingernägel werden dann brüchig und splittern leicht.

Biotin, das sich gehäuft in Haut- und Haarzellen findet, beinflußt auch den Fettgehalt der Haut.
Wo das Vitamin fehlt, kommt es leicht zu Seborrhoe, einer krankhaft veränderten Absonderung der Talgdrüsen. Es wird dann zu viel Fett auf Haut und Kopfhaut

ausgeschüttet, was zu Schuppen und Haarausfall führen kann.

Gesunde Erwachsene können Biotin in gewissem Umfang im Darm bilden, weshalb Unterversorgung selten ist.

Für die gezielte Optimierung des Zustandes von Haut, Fingernägeln und Haar ist eine zusätzliche Biotin-Zufuhr von 1000 - 5000 mcg empfehlenswert.

Folsäure

Bekannt als Hirn - und Nervennahrung, wird Folsäure für die Energieproduktion und die Herstellung von roten Blutkörperchen gebraucht.
Sie stärkt die Immunabwehr durch die Förderung von Bildung und Funktionsfähigkeit der weissen Blutzellen und schützt vor Darmparasiten.
Folsäure ist als Co-Enzym am Aufbau von Nukleinsäuren beteiligt, die wichtig sind für eine gesunde Zellteilung und -reproduktion.

Folsäure ist vor allem in den ersten 6 Wochen und zu Ende einer Schwangerschaft sehr wichtig, weil sie die Nerven- und Zellbildung des Fötus reguliert.

Das Risiko von Neuralrohr-Defekten und Frühgeburten wird durch Folsäure vermindert.
Schwangere Frauen gehören zu den unterversorgten Bevölkerungsgruppen.
Der Bedarf an Folsäure verdoppelt sich durch die Schwangerschaft,

und auch bei Säuglingen und Kleinkindern kommt es wegen der gesteigerten Zellteilungsaktivität leicht zu Mangelzuständen.

In vielen Ländern wird Schwangeren eine tägliche Folsäuredosis von 400 mcg angeraten, um das ungeborene Leben vor Gesundheitsschäden durch Folsäuremangel zu schützen.

Folsäuremangel ist bei uns - wie in allen Industrieländern - die häufigste Vitaminmangelform, und zwar nicht nur bei Kleinkindern und Schwangeren, sondern generell bei Frauen. (Fast die Hälfte der Frauen, die die Anti-Baby-Pille nehmen, haben zuwenig Folsäure im Blut. Um dem abzuhelfen, sollten empfängnisverhütende Hormone stets zusammen mit Folsäure genommen werden.)

Betroffen sind weiterhin alte Menschen, weil die Fähigkeit, Folsäure aus der Nahrung zu verwerten, mit zunehmenden Alter abnimmt.

Hinzu kommen in dieser Gruppe verstärkt Resorptionsstörungen, etwa durch entzündliche Darmerkrankungen oder Medikamenteneinnahme, die die Verwertung von Folsäure hemmen.

Fast food, Fertiggerichte sowie in der Mikro-Welle bereitete, lange gekochte oder gelagerte Nahrung enthält so gut wie nichts mehr von dem Vitamin.

Ein latenter (schleichender) Folsäuremangel ist sehr verbreitet und wird häufig nur deshalb nicht als solcher erkannt, weil die auftretenden Symptome unspezifisch sind.
Dazu gehören:

- Müdigkeit und Schwäche,
- Appetitlosigkeit,
- Durchfall und
- Haarausfall.
- Eine rote, rissige Zunge ist ein Zeichen für Folsäuremangel.

Stärkerer Mangel führt zu:

- Schleimhautveränderungen im Bereich der Mundhöhle und im Magen-Darm-Bereich;

schließlich zu neurologischen Symptomen wie

- Apathie,
- depressiver Verstimmung und
- Gedächtnisstörungen.

Zur Gesundheitsvorsorge und Vermeidung von Mangelzuständen werden täglich 800 - 1200 mcg Folsäure empfohlen.

In der therepeutischen Anwendung wird Folsäure meist injiziert und die verabreichten Mengen erreichen 15 mg oder mehr.

Bevor ein Folsäuremangel therapiert wird, muß der Arzt klären, ob kein ursächlicher Vitamin-B12-Mangel vorliegt.

Vitamin C

Kein anderes Vitamin hat eine so fundamentale Bedeutung für unseren allgemeinen Gesundheitszustand wie das Vitamin C. Und über kein anderes Vitamin liegen mehr wissenschaftliche Daten vor. Diese Daten belegen den Nutzen von Vitamin C für die Erhaltung der Gesundheit und den Schutz vor Krankheiten.

Es gibt in der Tat kaum ein Gesundheitsproblem, von der gewöhnlichen Erkältung, über Asthma, Allergien, Bluthochdruck, Herz- und Gefäßleiden bis hin zum Krebs, das nicht durch Vitamin C günstig beeinflußt werden kann.

Im Mittelpunkt des wissenschaftlichen Interesses stand zunächst einmal vor allem die Frage, in welchen Konzentrationen das Vitamin im menschlichen Körper vorhanden sein muß, um uns optimal zu schützen.

Da wir Menschen - im Unterschied zu den meisten Wirbeltieren - Vitamin C im Körper nicht selbst produzieren können, untersuchte man den Körpervorrat von Vitamin C an Mäusen und Kaninchen. Dabei fand man, daß die Tiere unter normalen Lebensbedingungen ca. 30 mg Vitamin C pro kg Körpergewicht synthetisieren. Übertragen auf den Menschen, entspräche dies bei einem Körpergewicht von 80 kg einer Konzentration von 2,4 g Vitamin C.
Auffallend war, daß die Versuchstiere siebenmal mehr Vitamin C produzierten, wenn sie unter Streß standen!

Es kommt also für die schützende Wirkung von Vitamin C auf die richtige Menge an. Und die richtige Menge liegt keineswegs im Bereich der täglichen 75 mg für Erwachsene, an der die Deutsche Gesellschaft für Ernährung in ihrer Zufuhrempfehlung merkwürdigerweise immer noch festhält.

Die Nährstoff-Forscher dagegen sind sich heute darüber einig, daß wir täglich eher 1000 mg Vitamin C für die Erhaltung der Gesundheit und sicherlich oft viel mehr für die Behandlung von Krankheiten benötigen.

Vitamin C und das Immunsystem

Vitamin C ist der Mikronährstoff, der unsere natürlichen Abwehrkräfte am wirksamsten stimuliert. Die Arbeit fast aller Zellen unseres Immunsystems werden durch Vitamin C unterstützt, vor allem Interferon-Antikörper und weiße Blutzellen, die bakterielle und virale Infekte bekämpfen.

Die gewöhnliche Erkältung ist ein Infekt, der durch Bakterien verursacht wird. Ihre Symptome werden gemildert und die Dauer verkürzt, wenn zusätzliches Vitamin C möglichst früh, bei den ersten Anzeichen, zugeführt wird.

Die mit Nährstoff-Therapie arbeitenden Ärzte verabreichen dabei 1 - 6 g Vitamin C täglich, meist zusammen mit anderen Mikronährstoffen, die Infektionen bekämpfen können; das sind in erster Linie Vitamin A, Zink und Bioflavonoide.

Durch Viren verursachte Erkrankungen wie das Chronische Müdigkeitssysndrom, immer wiederkehrende Hepatitis und Herpes erweisen sich als schulmedizinisch schwer behandelbar. Die Erfahrungen der Nährstoff-Mediziner zeigen, daß hohe Dosierungen von Vitamin C bei diesen Erkrankungen große Erleichterungen bringen können und die körpereigenen Abwehrkräfte vor weiterer Schwächung bewahrt werden.

Für die Bemessung der individuell benötigten Menge gibt es ein einfaches Maß: Wenn der Körper mehr Vitamin C aufnimmt, als er verarbeiten kann, reagiert er mit weichem Stuhlgang bis hin zu kurzzeitigem Durchfall.
Das ist das Zeichen für die Sättigung der Körpergewebe mit Vitamin C.

Nun ergibt sich bei Patienten mit Chronischem Müdigkeitssymptom oder Hepatitis häufig, daß selbst tägliche Dosierungen von 50 g Vitamin C, die gewöhnlich intravenös verabreicht werden, keinen Durchfall bei diesen Patienten auslösen.

Bei Patienten, die mit dem HIV-Virus infiziert sind, liegt die Grenze häufig sogar bei 100 g oder darüber.

Vitamin C gilt auch als der Mikronährstoff, der krebsauslösende Substanzen im Körper am besten neutralisieren kann.

Seit langem weiß man, daß Vitamin C die Bildung von Nitrosaminen im Körper hemmt.
Diese karzinogenen Substanzen bilden sich im Körper durch die Aufnahme von Nitraten, z.B. durch geräuchertes Fleisch, Tabakrauch oder nitratbelasteten Salat und Gemüse.
Die vor der Entstehung von Krebszellen schützenden Wirkungen des Vitamins wurden bisher an nicht weniger als 88 Untersuchungen nachgewiesen.

VitaminC und Herz-Kreislauf-Erkrankungen

Die vielleicht wichtigsten neuen Erkenntnisse der Vitamin-C-Forschung beziehen sich auf Herz- und Arterienerkrankungen, Todesursache Nr.1 in allen westlichen Industrieländern.

Was haben diese Untersuchungen ergeben?
Vor allem die Übereinstimmung, daß eine niedrige Vitamin-C-Konzentration im Körpergewebe das Risiko von Herz- und Gefäßkrankheiten deutlich erhöht.

Wie aber schützt VitaminC den Körper vor diesen Erkrankungen?

Zwei Mechanismen sind maßgebend:

Vitamin C hat die Fähigkeit zu verhindern, daß sich Blutfette in sogenannte Plaques verwandeln.

Plaques sind Beläge, die sich an den Innenwänden der Arterien festsetzen und sie mit der Zeit verstopfen. Diese Beläge bestehen in erster Linie aus LDL-Cholesterin, dem „schlechten" Cholesterin, das bei der Entstehung von Arteriosklerose (Arterienverkalkung) eine Hauptrolle spielt.

Vitamin C schützt das HDL-Cholesterin vor Oxidation, durch die die Plaque-Bildung ausgelöst wird. Man kann die Verdickungen der Arterienwände messen und so feststellen, in welchem Stadium die Krankheit sich befindet. Es zeigt sich dann regelmäßig, daß die Patienten, deren Arterienwände die schlimmsten Plaque-Ablagerungen aufweisen, über die geringsten Speicher an den Mikronährstoffen

- Vitamin C,
- Vitamin E und
- Beta-Carotin

verfügen.

Dies führt nun direkt zu der provokanten These, wonach Herz- und Kreislauferkrankungen nichts anderes als Vitamin-Mangelerkrankungen sind.

Bei uns in Deutschland ist diese Auffassung in jüngster Zeit vehement durch *Dr. Mathias Rath* vertreten worden, dessen vielgelesenes Buch *„Nie wieder Herzinfarkt"* gute Gründe für eine solche Annahme liefert.

Wir hatten gesehen, daß der erste Schutzmechanismus darin besteht, daß Vitamin C die Oxidation von HDL-Cholesterin und damit seine - krankheitsauslösende - Ablagerung an den Artierenwänden verhindert.
Dr. Rath befaßt sich nun hauptsächlich mit dem zweiten Schutzmechanismus, der mit der wichtigen Rolle zu tun hat, die ein für die Stabilität und Struktur unserer Gewebe (und auch der Arterien) entscheidender Stoff spielt:
Kollagen.

Kollagen

Kollagen wird beschrieben als der „Zement" des Körpers und der Blutgefäße.
Millionen dieser Kollagen-Moleküle bilden die Struktur unseres Bindegewebes, der Knochen, der Haut, aber auch der Wände unserer Blutgefäße. Je mehr Kollagen in den Wänden der Blutgefäße vorhanden ist, desto stabiler sind die Blutbahnen, die sich als Arterien und Venen, bis hin zu den kleinsten Haargefäßen (Kapillaren) über 100.000 km in unserem Körper erstrecken.

Durch Vitamin C wird, das ist schon länger bekannt, die körpereigene Produktion von Kollagen deutlich gesteigert.

Ein chronischer Mangel an Vitamin C (und anderer Mikronährstoffe) führt zu einer Instabilität der Blutgefäßwände und dies ist nach Dr. Rath der Hauptauslöser der Herz-Kreislauf-Erkrankungen.
Diese beginne nämlich mit Millionen kleinster Risse in der

Arterienwand, insbesondere in den durch die Pumpaktionen des Herzens besonders belasteten Herzkranzarterien.

Reagierend auf diese Beschädigungen produziert die Leber nun verstärkt Substanzen wie Cholesterin, die über das Blut in die Arterienwände (- besonders der Herzkranzgefäße, wo sich die meisten Risse gebildet haben -) gelangen, um dort die undichten Stellen abzudichten und zu reparieren.

Mithin entwickeln sich atherosklerotische Ablagerungen als Folge einer überschießenden Reparatur der Gefäßwände.

Dr. Rath: „Mit fortgesetztem Vitaminmangel über Jahre und Jahrzehnte hinweg setzt sich auch der Reparaturprozeß in der Arterienwand weiter fort.
Die atherosklerotischen Plaques bilden sich vorwiegend an den Stellen im Gefäßsystem mit der intensivsten Reparatur- den Herzkranzgefäßen.
Deshalb treten Infarkte fast immer in diesem kleinen Abschnitt auf, den nur einige Zentimeter umfassenden Herzkranzarterien. Das ist der Grund, daß Herzinfarkte die häufigste Komplikation der Herz-Kreislauf-Erkrankung darstellen."

Daraus ergibt sich, daß ein erhöhter Cholesterinspiegel nicht - wie oft angenommen - die Entstehung der Atherosklerose primär verursacht, sondern daß Cholesterin nur dann zum Risikofaktor werden kann, wenn die Arterienwände durch chronischen Vitaminmangel geschwächt sind.

Die Grundlage für den Schutz vor schädlichen Plaques sowie den Abbau der Sklerose ist die Einleitung eines Heilungsprozesses durch eine optimale Nährstoffversorgung, insbesondere mit Vitamin C.

Dr. Rath stellt die Frage, warum Tiere keinen Herzinfarkt bekommen und gibt darauf die Antwort, daß Wirbeltiere, bis auf wenige Ausnahmen, körpereigenes Vitamin C in beträchtlichen Mengen produzieren.

Der Körpervorrat an Vitamin C ist dadurch bei den meisten

Tieren 10 bis 100x größer ist als im menschlichen Organismus, genug, um jederzeit ausreichend Kollagen zu produzieren und so die Arterienwände in bester Verfassung zu halten.

Wir Menschen können, wie gesagt, kein Vitamin C im Körper bilden, sondern müssen es mit der Nahrung aufnehmen. Dr. Rath hält dies für den bedeutendsten Unterschied zwischen unserem Stoffwechsel und dem anderer Lebewesen.

Vitamin C und der Alterungsprozeß

Seine Schlußfolgerungen sind noch weitreichender und betreffen nicht nur die Gefäßerkrankungen, sondern den Alterungsprozeß überhaupt.

Er bezeichnet das Altern des Körpers als eine schleichende Form der Herz-Kreislauferkrankung. Die Geschwindigkeit, mit der wir altern, wird wesentlich mitbestimmt durch den Zustand unseres Herz-Kreislauf-Systems.
Damit ist die Herzleistung selbst gemeint, aber auch die Funktion und Durchlässigkeit aller Blutgefäße, die unsere Organe, Gewebe und Zellen mit Sauerstoff und Nährstoffen versorgen müssen.

Dr. Rath: „Wenn Sie Ihren Körper nicht schützen, führt der Alterungsprozeß zu einer allmählichen Verdickung der Blutgefäßwände.
Diese Wandverdickung führt zu einer Mangelversorgung von

Milliarden Zellen in Ihrem Körper.
Dadurch wird dessen Altern und der Verschleiß seiner Organe begünstigt.
Vergessen Sie nie: Unser Körper ist so alt wie seine Blutgefäße.
Ein natürlicher Schutz für Ihre Blutgefäße heute ist die beste Investition in ein langes und gesundes Leben."

Der günstige Einfluß von Vitamin C auf die Herz- und Blutgefäße und die allgemeine Lebenserwartung wurde in zahlreichen wissenschaftlichen Untersuchungen belegt.
Eine der bekanntesten dieser Studien wurde mit Unterstützung der US-Regierung an der Universität von Los Angeles durchgeführt.
An ihr nahmen elftausend Amerikaner über einen Zeitraum von zehn Jahren teil.

Die Ergebnisse lassen sich so zusammenfassen:

1.

Teilnehmer, die täglich mindestens 300 mg Vitamin C zu sich nahmen, erkrankten deutlich weniger an Herz-Kreislauf-Störungen als solche, deren tägliche Zufuhr dem amerikanischen Durchschnitt (50 mg) entsprach.

2.

Die statistische Herzinfarktrate sank durch die regelmäßigen Vitamin-C-Gaben bei Männern um bis zu 50%, bei Frauen um bis zu 40%.

3.

Die statistische Lebenserwartung stieg durch die erhöhte Versorgung mit Vitamin C um bis zu 6 Jahre.

Die Fähigkeit von Vitamin C, Ablagerungen in den Blutgefäßen zu reduzieren, wurde durch Untersuchungen des kanadischen Arztes *Dr. G. C. Willis* demonstriert.

Er stellte bei den teilnehmenden Herzpatienten seiner Studie zunächst das genaue Ausmaß der vorhandenen Plaques mit Hilfe einer Röntgen-Kontrastmittel-Untersuchung (Angiographie) fest.
Danach verabreichte er einer Hälfte der Teilnehmer 1,5 g Vitamin C pro Tag.
Die andere Hälfte erhielt kein zusätzliches Vitamin C.
Dr. Willis berichtet, daß bei den Kontrolluntersuchungen bei 30% der ersten Gruppe die atherosklerotischen Ablagerungen geringer waren als zuvor.
Dagegen zeigten die Patienten der zweiten Gruppe keinen Rückgang der Plaques: die Ablagerungen waren entweder gleich geblieben oder hatten weiter zugenommen.

Welches ist die beste Form?

Einige praktische Hinweise für den Gebrauch von Vitamin-C-Präparaten folgen. Die bekannteste Form von Vitamin C ist die

● Ascorbinsäure.

Sie wird in großen Mengen industriell erzeugt, zumeist aus natürlichen Grundstoffen wie Mais.

Achten Sie, wenn Sie Ascorbinsäure kaufen, auf einwandfreie, pharmazeutische Qualität. (In minderwertigen Billig-Produkten wurden gelegentlich Schwermetall-Rückstände gefunden.)

Ascorbinsäure hat einen Nachteil:
sie ist extrem sauer und ist deshalb, gerade wenn sie in den wünschenswerten Dosierungen von 1 g oder mehr genommen wird, für empfindliche Menschen schlecht verträglich.
Der Magen gerät in Aufruhr.

Diesen Nachteil hat die zweite bekannte Vitamin-C-Form nicht:

- Ascorbat.
- Calcium-Ascorbat, die am meisten verwendete Verbindung, entsteht, wenn Ascorbinsäure mit elementarem Calcium verbunden wird.

In der „gepufferten" Ascorbat-Form ist das Vitamin C magenfreundlich und besser bekömmlich als Ascorbinsäure.

Ester C

Die fortschrittlichste Form von Vitamin C ist Ester C.

Ester-C-Präparate gibt es erst seit weniger als 10 Jahren. Ester C hat gegenüber Ascorbinsäure und Ascorbat wichtige Vorteile. Es enthält neben dem eigentlichen Vitamin C noch bestimmte weitere Abkömmlinge (Metaboliten) der Ascorbinsäure, die sich günstig auf die Verwertung des Vitamins im Körper auswirken.

Dieser zusätzliche Nutzen von Ester C ist durch wissenschaftliche Studien belegt und Grundlage des Patentes, das der amerikanische Hersteller im Jahre 1989 erhielt.

Es ist übrigens sehr ungewöhnlich, daß die neue Form eines Vitamins patentiert wird.

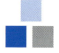

Das Patent wurde erteilt für:
- eine verbesserte Form von Vitamin C
- verbesserte Methoden, um den Vitamin-C-Spiegel im menschlichen Körper zu etablieren;
- Methoden, um die Bekömmlichkeit (Toleranz) von Vitamin C im menschlichen Körper zu verbessern;
- für verbesserte Absorption und Verweildauer im menschlichen Körper;
- für Metaboliten von Ascorbinsäure, nämlich insbesondere drei spezifische Säuren:

- L-Threonic-Säure,
- L-Xylonic-Säure und
- L-Lyxonic-Säure.

Was bedeutet das für uns?

- Ester C wird doppelt so schnell vom Organismus aufgenommen, nämlich innerhalb von 20 Minuten, Ascorbinsäure oder Ascorbat erst nach 40 Minuten.

- Auch die Absorptionsrate von Ester C liegt doppelt so hoch. Die Absorptionsrate ist die Menge, die der Körper in einer bestimmten Zeit aufnehmen kann.
  Sie beträgt bei Ester C 0,04 mcg/min., bei Ascorbinsäure oder Ascorbat dagegen nur 0,02 mcg/min.

- Die Konzentration von Vitamin C im Blutplasma ist bei Ester-C-Gaben höher als bei Ascorbinsäure- oder Ascorbat-Zufuhr.

Dieses Ergebnis wurde bei Messungen nach 20, 40 und 80 Minuten festgestellt.

- Die Ausscheidungsrate von Ester C war niedriger im Vergleich zu Ascorbinsäure oder Ascorbat, d. h. Ester C wird vollständiger im Körper verwertet.

Diese klinischen Daten dokumentieren den verstärkenden Effekt der in Ester C enthaltenen Metaboliten sowohl bei der Aufnahme als auch bei der Verweildauer von Vitamin C im Körper.

Vitamin C - nie allein

Für die Auswahl von Vitamin C-Präparaten ergibt sich noch ein weiterer, wichtiger Gesichtspunkt, der übrigens für die Beurteilung der Qualität von Vitalstoff-Präparaten generelle Gültigkeit besitzt.
Dieser Aspekt betrifft die „Gesellschaft", in der sich ein Vitalstoff befindet.

Am Vitamin C läßt sich besonders leicht zeigen, was damit gemeint ist.

- Ascorbinsäure,
- Calcium-Ascorbat oder
- Ester C

kommen in der Natur nicht in der chemisch reinen, isolierten Form vor wie im Nährstoff-Präparat.

Das natürliche Vitamin C, z.B. in Orangen oder Paprika, ist nie allein, sondern immer in Gesellschaft und verbunden mit anderen Nahrungsinhaltsstoffen.

Das sind bespielsweise bestimmte Farbstoffe, die sich in der Schale von Äpfeln oder in der Innenhaut von Orangen befinden. Diese Substanzen bilden eine wichtige eigene Wirkstoffgruppe, die Flavonoide, die eigenständige biologische Aktivitäten im Körper entfalten.
Zu den herausragenden Eigenschaften der Bioflavonoide gehört ihre Fähigkeit, die Verwertung des Vitamin C im Körper deutlich zu verbessern.

Auch die größere Absorptionsrate, die natürliches Vitamin C im Vergleich zu industriell erzeugtem Vitamin C besitzt, wird nur dadurch erklärlich, daß das natürliche Vitamin C auch im Präparat immer noch mit Stoffen verbunden ist, die seine Aufnahme durch den Organismus fördern.
Die chemischen Strukturformeln von Ascorbinsäure und Vitamin C, das aus der Hagebutte oder der Acerola-Kirsche gewonnen wurde, sind ja identisch, so daß der unterschiedliche Wirkungsgrad auf einen zusätzlichen Faktor zurückgeführt werden muß, der

in der isolierten Form nicht vorliegt.

In der Natur wirkt alles mit allem zusammen.

Die Hersteller fortschrittlicher Nährstoff-Präparate machen sich diese Einsicht zunutze und kombinieren deshalb die Substanzen, von denen bekannt ist, daß sie ihre biologische Aktivität gegenseitig verstärken.

So ist es sinnvoll, z.B. Ester C mit natürlichem Vitamin C aus Hagebutten oder Acerola-Kirschen, einer der besten bekannten natürlichen Quellen, zu kombinieren.

Solche Präparate streben in ihrer Zusammensetzung ein möglichst genaues Abbild natürlicher Gegebenheiten an.

Freilich hat auch die isolierte Form von Ester C ihre Berechtigung.

Sie sichert nämlich eine problemlose Vitamin C-Versorgung bei dem zunehmenden Kreis von Menschen, die Unverträglichkeiten gegen natürliche Nahrungsbestandteile entwickeln.

Diese Menschen können häufig auch die natürlichen Vitamin C-Quellen nicht tolerieren, weil sie bei ihnen beispielsweise Allergien auslösen.

Hier ist die reine Form ein Segen.

Wieviel Vitamin C brauchen wir?

Nimmt man Vitamin C zusammen mit Bioflavonoiden, dann reichen tägliche 500 - 1000 mg bei gesunden Erwachsenen normalerweise aus.

Höhere Mengen sind erwiesenermaßen unschädlich und auch die manchmal vorgebrachten Behauptungen, zuviel Vitamin C könne Nierensteine oder einen Mangel an Vitamin B12 verursachen, haben sich als nicht stichhaltig erwiesen.

Es ist sinnvoll, die tägliche Zufuhr aufzuteilen, indem man morgens, mittags und abends je ein Drittel der Tagesration zuführt.
Man sollte zu Beginn nicht mehr als 1000 mg täglich nehmen und die Menge langsam im Verlauf einer Woche auf den benötigten Wert steigern.

Ebenso sollte die Zufuhr nicht abrupt abgebrochen werden. Hat man, z.B. wegen einer Erkältung, zeitweilig eine höhere Menge als die normale tägliche Dosis genommen, so sollte diese langsam auf das gewohnte Maß zurückgeführt werden.

Verdauungsenzyme bewirken eine bessere Konzentration von Vitamin C im Blut.

Wenn Sie keine zusätzlichen Verdauungsenzyme nehmen, sollten Sie das Vitamin weder nüchtern noch zwischen den Mahlzeiten, sondern immer zusammen mit einer Mahlzeit zu sich nehmen.

Vitamin D (Calciferol)

Vitamin D ist die zusammenfassende Bezeichnung für verschiedene, ähnlich wirkende Substanzen, die Calciferole.

In seiner aktiven Form nehmen wir Vitamin D hauptsächlich aus Nahrungsmitteln tierischen Ursprungs auf; die beste Quelle ist Fisch und hier an erster Stelle der altgekannte Fischlebertran, für viele der Graus ihrer Kindertage.

Aktives Vitamin D3 (Cholecalciferol) kann indessen auch durch Einwirkung von ultravioletter Strahlung (Sonnenlicht) auf (und in) der Haut gebildet werden, und zwar aus Cholesterin, für viele der Graus ihrer Erwachsenentage.

Die Hauptaufgabe des Vitamins im Körper ist es, den Calcium- und Phosphatstoffwechsel zu regulieren. Dabei wird im Darm die Resorption dieser Mineralien, in den Knochen ihre Mineralisation gefördert.

Vitamin D ist also in erster Linie wichtig für das normale Wachstum und die Entwicklung von Knochen und Zähnen bei Kindern.

Die Rachitis bei Kindern und Jugendlichen wurde bereits 1845 genau als Folge eines Mangels an Vitamin D beschrieben.
Dabei lagert sich durch das fehlende Vitamin D zuwenig Calcium und Phosphat in den Knochen ein. Sie bleiben weich; die Röhrenknochen verbiegen sich und es kommt zu Verformungen von Schädel, Kiefer und Wirbelsäure sowie zu Zahnfehlstellungen.

Seit die Ursache der Rachitis erkannt ist, erhalten Säuglinge prophylaktisch Vitamin D; auch Säuglingsnahrungen werden seit langem immer mit Vitamin D angereichert.

Bei Erwachsenen heißt dieses Krankheitsbild Osteomalazie; die Einlagerung der Knochenbausteine Calcium und Phosphor ist durch den Mangel an Vitamin D gestört.

Die Knochen werden dann weich und es kommt zu einem allgemeinen Knochenschwund mit entsprechenden Verformungen und Anfälligkeit für Knochenbrüche.

Offensichtlich sind besonders ältere Menschen betroffen, bei denen ein latenter Mangel an Vitamin D besonders häufig ist.

Das liegt daran, daß die alte Haut weniger Vitamin D bildet, wenn sie der Sonne ausgesetzt ist.

Hinter Fensterscheiben wirkt die UV-Strahlung nicht. Und direkte Sonnenbestrahlung ist ohnehin etwas, was in unseren Breiten, unter der Dunstglocke industrieller Ballungszentren und in langen, lichtarmen Wintermonaten, besonders für ältere Menschen selten ist, die sich weniger im Freien aufhalten.

In unserer Nahrung ist nur verschwindend wenig Vitamin D enthalten. Deshalb ist, besonders bei älteren Menschen und Frauen in den Wechseljahren, (die besonders gefährdet sind, an Osteoporose zu erkranken) die Ergänzung der Ernährung durch eine zusätzliche tägliche Zufuhr von 400 - 800 i.E. Vitamin D förderlich.

Dies vor allem, um den Verlust an Knochenmasse und das Risiko von Knochenbrüchen zu verringern.

In einer von *N. H. Bell* 1995 veröffentlichen Studie sank die Rate der Hüftfrakturen um 43% bei einer Gruppe von alten Menschen, die täglich 800 i.E. Vitamin D sowie zusätzliches Calcium zuführten.

Vitamin E (Tocopherol)

Was pasiert, wenn wir Vitamin E regelmäßig nehmen?

Gäbe es einen Oscar für den wichtigsten Mikronährstoff, er würde vermutlich dem Vitamin E verliehen. Das liegt vor allem daran, daß Vitamin E Herz und Kreislauf gesund erhält - und Herz- und Kreislauferkrankungen sind die bei weitem häufigste Todesursache in allen Industrieländern. Es ist beeindruckend, wie eine wirklich bedarfsgerechte Zufuhr von Vitamin E das Risiko von Herzanfällen verringern kann.

In einer Untersuchung der Harvard-Universität mit 2002 Teilnehmern, die täglich 400-800 i.E. Vitamin E nahmen, sank die Rate der Herzattacken um 77%, die Todesrate als Folge von Herzerkrankungen um 47%.

Wieviel unnötiges Leid, wievel Kosten könnten erspart bleiben, wenn die Menschen über die segensreiche Wirkung des Vitamins E aufgeklärt wären?

Das Vitamin schützt die Arterienwände davor, daß sich LDL-Cholesterin dort festsetzt und - wenn genügend Ablagerungen (Plaques) gebildet sind -, den Blutfluß hemmt.
Vitamin E senkt das (schädliche) LDL-Cholesterin und Triglyceride im Blut und erhöht andererseits das (förderliche) HDL-Cholesterin.

Vitamin E verhindert Herzschäden, die durch einen Magnesiummangel oder nicht ausreichende Sauerstoffversorgung entstehen.
Es hilf, die Verklumpung der Blutplättchen zu vermeiden, die zu Herzinfarkten oder - wenn das Gehirn betroffen ist, zu Schlaganfällen führen kann.

Wir haben über die weitreichenden Gesundheitsschäden gehört, die freie Radikale auslösen. Die zellschädigenden Angriffe der freien Radikale sind keineswegs auf die Arterien beschränkt. Freie Radikale werden, wie wir schon wissen, durch eine Gruppe von Mikronährstoffen bekämpft, die Antioxidantien genannt werden.

Vitamin E ist eines der wichtigsten Antioxidantien.

Es fängt auch Radikale ab, die sich in rheumatischen Gelenken, also bei Arthrose und Arthritis, vermehrt bilden.
Es schützt die Zellmembranen, indem es sich zwischen den fetthaltigen Strukturen einlagert und dort seine antioxidativen Wirkungen entfaltet.

Auch Muskel- und Bindegewebserkrankungen, z.B. Muskeldystrophie, basieren auf dem verstärkten Vorhandensein freier Radikale in den geschädigten Geweben.
Freie Radikale werden produziert durch Umweltgifte in der Luft, Schadstoffe in Nahrungs- und Genußmitteln, Schwermetall- und Chemikalienvergiftung.
Alle diese Stoffe belasten den Organismus über freie Radikale. Vitamin E schützt den Körper vor diesen Substanzen, die oft Ursachen für vorzeiges Altern und für Krebs sind. (Krebspatienten wiesen in der Regel niedrige Vitamin E-Werte im Plasma auf.)

Ähnlich wie bei dem anderen Hauptantioxidant, Vitamin C, erscheinen die Empfehlungen für die tägliche Aufnahme, wie sie von der Deutschen Gesellschaft für Ernährung (mit maximal 17 mg/i.E. täglich) ausgesprochen werden, als überholt.

Nach dem gegenwärtigen Forschungsstand, zumindest in den USA, wird vielmehr eine tägliche Zufuhr von 400-1200 i.E. zur Erhaltung einer optimalen Gesundheit angeraten.

Bei Herzerkrankungen, aber auch für Raucher oder Sportler, werden noch höhere Dosierungen empfohlen. Diese Dosierungen gelten als absolut sicher, weil das Vitamin ungiftig ist und Nebenwirkungen (z.B. Übelkeit) sehr selten sind.

Es kann vorkommen, daß der Blutdruck von Personen, die schon unter Bluthochdruck leiden, mit der Zufuhr von Vitamin E leicht ansteigt. Das ist besonders der Fall, wenn die tägliche Aufnahmemenge nicht stufenweise gesteigert wird.

Und noch eine Vorsichtsmaßnahme sollte beachtet werden: Vitamin E sollte wegen seiner blutverdünnenden Eigenschaften nicht vor Operationen genommen werden.

Die natürliche Form von Vitamin E, d-Alpha-Tocopherol, wird aus Pflanzenölen gewonnen und vom Körper besser assimiliert als synthetische Varianten.
Natürliches Alpha-Tocopherol ist ein Mitglied der Tocopherol-Familie.

Die anderen Verwandten, besonders

- Gamma-Tocopherol und die
- Tocotrienole,

haben ebenfalls bedeutende gesundheitsfördernde Eigenschaften, über die in letzter Zeit viel geforscht wird.

In Vitamin E-Präparaten ist auf jeden Fall die natürliche Form, d-Alpha-Tocopherol, allein oder zusammen mit anderen Tocopherolen, den Produkten aus der Chemie-Küche weit überlegen.

Lesen Sie deshalb das Etikett genau.

Mineralstoffe und Spurenelemente

Viele Menschen haben begriffen, daß Vitamine für ihre Gesundheit unerläßlich sind.
Die Einsicht dagegen, daß Mineralstoffe und Spurenelemente genauso notwendig für uns sind wie Vitamine, ist bei weitem noch nicht so verbreitet.

Wir haben fast 50 verschiedene Mineralstoffe in unserem Körper, deren Aufgaben bekannt sind.

Jeder davon ist notwendig.

Genau wie das Fehlen eines einzigen Vitamins die optimalen Körperfunktionen beeinträchtigt, so führt auch das Fehlen eines einzigen Mineralstoffes zu verminderter Funktionsfähigkeit des Organismus. Das liegt daran, daß Mineralstoffe Bestandteile von Enzymen sind und wir haben gesehen, daß die unzähligen internen Steuerungs- und Regelungsaufgaben, durch die unser Körper seine Gesundheit erhält, durch Enzyme erledigt werden.

Enzyme aktivieren alle Körpervorgänge, hemmen oder beschleunigen sie, je nach Bedarf, und streben in ihrer Gesamttätigkeit immer nach Homöostase, dem stabilen, harmonisch ausgeglichenen Gesamtzustand.

Anders als die Vitamine, die ausschließlich solche Katalysator-Aufgaben wahrnehmen, d.h. Körperprozesse in Gang setzen oder aktivieren, dienen einige Mineralstoffe, die Mengenelemente, auch als strukturgebende Bausteine im Körper.

Calcium und Phosphor beispielsweise sind ein unerläßlicher Rohstoff für den Bau unserer Knochen und Zähne.

Andere Mineralstoffe, die

- Elektrolyte
- Natrium,
- Kalium, und
- Magnesium,

sind hauptsächlich in den Gewebsflüssigkeiten anwesend.
Dort sind sie notwendig für die Übertragung von Nervensignalen, die z.B. Muskelkontraktionen veranlassen.

Mineralstoffe und der Säure-Basen-Haushalt

Diese Elektrolyte erfüllen darüber hinaus eine der wichtigsten Regelfunktion im Körper, die Aufrechterhaltung des Säure-Basen-Gleichgewichts.

Ein dauerndes Ungleichgewicht im Säure-Basen-Haushalt kann die Ursache vieler Krankheiten sein, darunter Herz-Kreislauf-Erkrankungen, Leberschäden und Erkrankungen des Magen-Darm-Traktes.

Manche Forscher vermuten, mit guten Gründen, daß die schleichende Übersäuerung (latente Azidose) des Organismus sogar eine entscheidende Bedeutung für die Entstehung von Krebs hat.

Was bringt unseren Säure-Basen-Haushalt in Unordnung?

Wenn wir Nahrung verdauen, besonders tierisches Eiweiß, entstehen saure Stoffwechselprodukte, die ausgeschieden werden müssen.

Für die Ausscheidung sind die Mineralstoffe

- Natrium,
- Kalium,
- Calcium und
- Magnesium

zuständig.

Diese Mineralstoffe können, weil sie basisch sind, mit den Säuren der auszuscheidenden Stoffwechselprodukte neutrale Salze bilden, die über die Lungen, Nieren oder die Haut entsorgt werden.

Fehlen die säureneutralisierenden basischen Elektrolyte, dann reagiert der Körper mit einem Notprogramm.
Er lagert die überschüssigen Säuren zunächst im Bindegewebe ab, mit zunehmender Übersäuerung aber auch in höherwertige Organe.

Dies führt zu Bindegewebs-Blockaden und schließlich zu einer Verschlackung des Bindegewebes und der betroffenen Organe, die sowohl die Versorgung der Zellen mit Nährstoffen als auch ihre Entgiftung durch den Abtransport schädlicher Stoffwechselprodukte behindert.
Beides, Versorgung wie Entsorgung, muß gewährleistet sein, um die volle Funktionsfähigkeit der Körperzellen zu erhalten, die wiederum Grundlage unserer Gesundheit ist.

Das Säure-Basen-Gleichgewicht kann der Körper nur herstellen, wenn ihm Säuren und Basen in ausgeglichenem Verhältnis zugeführt werden.

Angesichts einer zu geringen Zufuhr basenreicher Kost, vor allem von kaliumreichem grünen Blattgemüse und der Überschwemmung mit säuernden Nahrungs- und Genußmittel (z. B. Kaffee) übefordern wir die Fähigkeit unseres Organismus, die überschüssigen Säuren zu neutralisieren.

Durch die regelmäßige Zufuhr der basischen Elektrolyte können wir der beschriebenen Übersäuerungsgefahr entgegenwirken

Bioverfügbarkeit und Dosierung von Mineralien

Mineralien und Spurenelemente brauchen, im Unterschied zu den Vitaminen, die aus eigener Kraft durch die Darmwand ins Blut und schließlich in die Zellen gelangen, einen „Träger".

Mineralien sind ja anorganische Substanzen, die, so wie sie in der Natur vorkommen, unverdaulich sind wie ein Eisennagel.
Erst in Verbindung mit einem (organischen) Transporteur kommen sie an den Ort, wo sie ihre Arbeit leisten können. Gute Träger für Mineralstoffe sind Eiweiß-Moleküle.

Wenn aber im Darm keine oder zu wenig Eiweißmoleküle vorhanden sind, weil es beispielsweise an eiweißspaltenden Enzymen (Proteasen) fehlt, werden die mit der Nahrung aufgenommenen Mineralstoffe ungenutzt ausgeschieden. So kann, auch bei guter Ernährung mit viel frischem Gemüse und Obst, ein Mineralmangel auftreten, wenn die Eiweißverdauung gestört oder zuwenig Magensäure vorhanden ist.

Eine gestörte Eiweißverdauung und geringe Magensäurebildung ist bei älteren Menschen die häufigste Ursache für schlechte Mineralstoff-Verwertung.

Fortschrittlich formulierte Mineralstoff-Präparate umgehen dieses Problem.
Sie enthalten die Mineralstoffe in guter Bioverfügbarkeit, das heißt in einer Form, die vom Körper problemlos aufgenommen und verwertet werden kann.
Das wird erreicht, indem die Mineralstoffe bereits bei der Herstellung chemisch an geeignete organische Trägersubstanzen gebunden werden.

Träger sind zumeist Aminosäuren, (die Grundstoffe der Eiweiß-Verbindungen) oder andere sonst im Körper vorkommende organische Säuren.
So wird Zitronensäure veranlaßt, zusammen mit Calcium ein für

die Calcium-Versorgung des Körpers gut geeignetes Salz, Calcium-Citrat zu bilden; ähnlich wird mit den anderen Mineralien und Spurenelementen verfahren.

Zwischen Vitaminen und Mineralstoffen besteht auch ein Unterschied hinsichtlich der Dosierungsbreite.
Während nämlich der Vitaminbedarf kaum genau festlegbar ist, weil die meisten Vitamine, wie wir gesehen haben, gerade bei höherer Zufuhr einen oft bedeutenden zusätzlichen gesundheitlichen Nutzen entfalten, ist dies bei den Mineralstoffen nicht der Fall.

Für Mineralstoffe läßt sich die Skala zwischen täglich notwendiger Mindestmenge und sinnvoller Höchstmenge ziemlich genau festlegen.
Ist der Bedarf gedeckt, gibt es - im Unterschied zu den Vitaminen - keine zusätzlichen gesundheitsfördernden Wirkungen. Deshalb werden Mega-Dosierungen von Mineralstoffen nur für gezielte Therapien und unter ärztlicher Überwachung angewendet

Calcium

Nach Eiweiß, Fett und Kohlenhydraten ist Calcium der Nahrungsbestandteil, der in der größten Menge im Körper deponiert ist.

Wir haben ungefähr 1,5 kg Calcium in unserem Körper.
99% davon sind, zusammen mit Phosphat (0,7-kg) im Knochensystem und in den Zähnen deponiert.
Daraus ist schon zu ersehen daß Calcium ein Haupt-Baustein unseres Skelettsystems ist.
Es wird natürlich nicht nur während der Wachstumsphase benötigt, um starke und gesunde Knochen aufzubauen, sondern während des ganzen Lebens, um ihre Form und Dichte zu erhalten und dem Verlust von Knochensubstanz (Knochenschwund) vorzubeugen.
Wenn 99% des Calciums in den Knochen deponiert ist, könnte man meinen, daß es auf das restliche Prozent, das frei im Blut kreist, nicht mehr besonders ankommt.

Das Gegenteil ist der Fall.

Calcium hat weitverzweigte, lebenswichtige Aufgaben im Herz-Kreislauf-System und im Nervensystem.
Dieses freie Calcium ist wichtig für die richtige Arbeitsweise der Muskeln, der Nerven, des Gehirns und des Herzens.
Es ist sogar ein wichtiger Blutgerinnungsfaktor.

Auftretender Calciummangel, z.B. durch starkes Schwitzen nach körperlicher Aktivität, führt zu Muskelkrämpfen; bei schwerem Mangel kann es zu Herzrhythmusstörungen kommen.

Im Nervensystem spielt Calcium eine wichtige Rolle bei der Übertragung von Impulsen und es beeinflußt den Grad der Erregbarkeit der Nervenenden.
„Nervenbündel" haben meist zuwenig Calcium im Blut. Die dann auftretenden Befindlichkeitsstörungen wie Reizbarkeit, Unruhe, Schlafstörungen, oft verbunden mit Kopf- oder Magenschmerzen sowie Beklemmungsgefühlen in der Herzgegend, sind häufig Folge einer durch Calciummangel verursachten Funktionsstörung.
Die Nervenimpulse können nicht mehr richtig verarbeitet werden, denn für die Verarbeitung ist die Freisetzung bestimmter Botenstoffe - Neurotransmitter - nötig und diese wird durch Calcium aktiviert.

Leider wird die Calciumaufnahme über die Nahrung behindert, weil viele - und gerade die heute beliebtesten - Nahrungs- und Genußmittel, stark phosphathaltig sind.
Dazu gehören in erster Linie *Cola-Getränke, Wurst und alle Schmelzkäsesorten.*

Alkohol, Koffein und Nikotin erhöhen ebenso wie der verbreitete Gebrauch von Abführmitteln und entwässernden Medikamenten die Calciumausscheidung.

Der Körper hat die Fähigkeit, sich bei Mangelzuständen zu behelfen. Er löst das Calcium aus den Knochen und gibt es an das Blut ab. Nun fehlt es aber in den Knochen, zunächst, d.h. nicht selten für Jahre und Jahrzehnte, scheinbar folgenlos. Mit zunehmendem Alter aber zeigt sich, daß die Knochen sich demineralisieren, gefährlich verdünnen und anfällig für Brüche werden.

Damit ist das Krankheitsbild der gefürchteten Osteoporose beschrieben, von der vor allem Frauen nach den Wechseljahren betroffen sind.
Zur Vorsorge aus orthomolekularer Sicht gehört die frühzeitige, regelmäßige und ausreichende Versorgung mit Calcium.

Die angemessene tägliche Zufuhr liegt bei etwa 1000 mg. Am besten wird Calcium zusammen mit Magnesium im Verhältnis 2:1 (also z.B. 1000 mg Calcium und 500 mg Magnesium) genommen.

Osteoporose ist zu einer Volkskrankheit geworden, von der Millionen Menschen betroffen sind. Bei den Frauen sind schon etwa 25% der über 50-Jährigen in Mitleidenschaft gezogen.
Symptome für eine vorliegende Osteoporose reichen von Rückenschmerzen und einem fortschreitenden Verlust an Körpergröße bis hin zu typischen Verkrümmungen der Wirbelsäule.
Das Tückische ist, daß es 15 oder 20 Jahre dauern kann, bevor das Leiden in Erscheinung tritt. Dies hängt auch mit dem natürlichen Verlust an Knochenmasse zusammen, der normalerweise bei etwa 0,3% jährlich liegt.
Bei 30 - 50jährigen Frauen beträgt der Verlust an Knochenmasse schon 0,5 - 1% im Jahr und kann bis zu 3% bei Frauen nach den Wechseljahren ansteigen.

Da der Substanzverlust nicht umkehrbar ist, sollte mit der Erhaltung der Knochenmasse durch die systematische Zufuhr der hierfür infragekommenden Nährstoffe bereits zwischen dem 20. und 30. Lebensjahr begonnen werden.
Die meiste Knochenmasse haben wir um das dreißigste Lebensjahr herum, danach baut sich mehr Masse ab, als neu gebildet wird.

Für den vorsorgenden Knochenschutz sind ausgezeichnete Kombinations-Präparate entwickelt worden, die außer Calcium auch alle weiteren für den Schutz und Erhalt förderlichen Vitalstoffe enthalten und die Calcium-Wirkung steigern.

Ich muß Sie abschließend noch unbedingt auf ein interessantes Phänomen hinweisen:

den Zusammenhang zwischen Calcium und Schwerkraft.

Dieser Zusammenhang ist wirklich sehr merkwürdig. Er besteht darin, daß wir sehr schnell Calcium verlieren, wenn wir unser Knochensystem nicht gebrauchen.

Die Knochen gebrauchen heißt, sie gegen die Schwerkraft zu bewegen, sie also zu veranlassen, sich aktiv mit der Schwerkraft auseinanderzusetzen.
Wie die berühmte Teflon-Pfanne ist diese Erkenntnis ein Ergebnis der Raumfahrt.
Eins der großen Probleme, die bei längeren Reisen ins Weltall auftreten, ist der rasche Verlust von Knochensubstanz unter den Bedingungen der Schwerelosigkeit. Die Befürchtung ist, daß die Knochen der Astronauten bei längeren Reisen zu schwach und weich werden, um ihre Körper überhaupt noch tragen zu können.

Die Geschichte hat nicht nur für Weltraumfahrer, sondern auch für uns Normalsterbliche durchaus praktische Bedeutung.
Sie zeigt die lebenswichtige Interaktion zwischen Mineralisation und Bewegung.

Anders ausgedrückt:

Um unsere Knochensubstanz zu erhalten, brauchen wir, außer Calcium, täglich ausreichend Bewegung, und zwar mindestens einen strammen Gang von 30 Minuten.
Denken Sie immer daran: Calcium allein genügt nicht, die Auseinandersetzung mit der Schwerkraft gehört dazu.

Kalium

Der Flüssigkeitshaushalt des Körpers sowie der Austausch der Nährstoffe durch die Zellmembranen werden durch drei Mineralstoffe geregelt:

- Kalium,
- Natrium und
- Chlorid.

Diese Elektrolyte halten außerdem den Säure-Basen-Haushalt im Gleichgewicht und sie regulieren den osmotischen Druck, also die innere Spannung der Flüssigkeiten in Zellen und Geweben, durch den der Nährstoffaustausch erst ermöglicht wird.
Natrium und Chlor sind, wie wir wissen, die Bestandteile unseres Kochsalzes.
Da wir heute viel mehr Kochsalz verzehren, zum großen Teil „versteckt" als Inhaltsstoff von Fertiggerichten, Snacks und Chips, brauchen wir uns um die ausreichende Zufuhr dieser Substanzen im allgemeinen keine Sorgen zu machen.

Anders ist es mit dem Kalium. Dieses Mineral hat eine besondere Bedeutung für das Herz, da die Erregungsleitung im Herzmuskel kaliumabhängig ist.
Kalium steigert durch die Aktivierung von Enzymen zahlreiche Stoffwechselvorgänge, vor allem den Aufbau von energieliefernden Phosphorverbindungen.
Es ist, zusammen mit seinem Gegenspieler (Antagonisten) Natrium für die Erregbarkeit von Muskeln und Nerven und für die Flüssigkeitsausscheidung verantwortlich.

Die wichtigsten Kaliumquellen sind Obst und Gemüse.

Petersilie und Aprikosen haben den höchsten Gehalt an Kalium, Bananen, die als besonders kaliumreich gelten, haben in Wirklichkeit nur einen mäßigen Gehalt.
Beim Kochen von Gemüse geht das meiste Kalium ins Kochwasser über, weshalb Gemüse nur gedünstet (oder das Kochwasser mitverwendet) werden sollte.

Da fast alle Nahrungsmittel Kalium enthalten, wird der tägliche Bedarf im allgemeinen gedeckt. Allerdings kann eine übermäßige Kochsalz-Zufuhr und die regelmäßige Verwendung von Abführmitteln oder Diuretika einen Kaliummangel hervorrufen.
Der Mißbrauch von Abführmitteln ist einer der häufigsten Gründe für chronischen Kaliummangel.

Starkes Schwitzen (z.B. durch Saunabesuche oder starke körperliche Anstrengungen), führt zu verstärkter Ausscheidung von Kalium.
Streß und Bluthochdruck (Hypertonie) bedingen einen erhöhten Bedarf. Hypertoniker sollten sich auf jeden Fall kaliumreich ernähren; dadurch kann der erhöhten Blutdruck gesenkt werden.

Kaliummangel äußert sich zunächst durch leichte Ermüdbarkeit, Antriebsschwäche und körperliche Erschöpfung in Form von Muskelschwäche und -krämpfen, Herzrhythmusstörungen und EKG-Veränderungen.

Bei Nährstoff-Komplex-Präparaten ist Kalium meist Bestandteil der Formel; das ist auch zweckmäßig so, denn Kalium wird am besten zusammen mit anderen Vitalstoffen genommen.

Magnesium

Wollte man eine Rangordnung der Mineralstoffe aufstellen, dann stünde das Magnesium sicher an allererster Stelle.
Das hängt mit den außerordentlich positiven Ergebnissen zusammen, die der Einsatz von Magnesium bei Gesundheitsproblemen bringt, von denen so viele Menschen betroffen sind:
Herz- und Gefäßkrankheiten und Gesundheitsstörungen, die als Folge übermäßiger Dauerbelastungen und Streß auftreten.

Die zusätzliche Zufuhr von Magnesium bei Herzerkrankungen wurde von der Schulmedizin noch vor einigen Jahren als unsinnig abgetan.

Heute gilt Magnesium als der für die Herzfunktionen wichtigste Vitalstoff.

Es hat eine Schlüsselrolle für die normale Funktion von Herz und Kreislauf und wird therapeutisch praktisch bei allen chronischen Herzerkrankungen verabreicht.

Das gilt besonders auch bei Herzrhtythmusstörungen.

Bei bestehenden Herzerkrankungen, z.B. Herzinsuffizienz werden meist 400 - 1000 mg am Tag gegeben. Sie führen in vielen Fällen zu einer Wirkungsverbesserung von anderen Herzmedikamenten.

Wichtig ist eine ausreichend lange Behandlungsdauer, um die Magnesiumspeicher wieder aufzufüllen.

Magnesium ist auch der Mineralstoff, der bei Streßbelastungen unbedingt zusätzlich zugeführt werden sollte.

Hoher Streß erzeugt hohen Magnesium-Bedarf, der über die Ernährung nicht gedeckt werden kann.

Der Mangel läßt uns die Streßbelastung schlechter bewältigen und begünstigt Nervosität, Leistungsminderungen und Stimmungsschwankungen bis hin zu Depressionen.

Ein latenter Magnesiummangel ist häufig und spielt eine Rolle bei der Enstehung der oben beschriebenen Gesundheitsstörungen, aber auch für Bluthochdruck, Muskelschwäche und Muskelkrämpfe.

Die Mindestzufuhr wird im allgemeinen mit 200 - 300 mg empfohlen; liegen Bedingungen vor, die einen Mehrbedarf verursachen, dann kann es zweckmäßig sein, die Magnesiumversorgung zeitweilig auf 400 - 700 mg zu erhöhen.

Überschüssiges Magnesium wird über den Urin ausgeschieden und eine zu hohe Dosierung kann man leicht, ähnlich wie bei Vitamin C, an weichen Stühlen oder Durchfall erkennen und entsprechend regulieren.

Phosphor

In unserem Körper kommt Phosphor hauptsächlich als Phosphat vor und ist neben dem Calcium das häufigste Mineral.

Phosphat wird zu etwa 90% für den Aufbau von Knochen und Zähnen verwendet. Aber damit sind seine Aufgaben keineswegs erschöpft: Das energiereiche Phosphat ist nämlich die Kraftquelle, die von allen Körperzellen für ihren Stoffwechsel genutzt wird. Phosphor ist also ein wichtiges Mineral für die Umwandlung von Nahrung in Energie.
Und Phosphor wird für die Kontraktion des Herzmuskels und für die gesunde Nierentätigkeit benötigt.

Meistens liefert unsere Nahrung mehr Phosphor, als uns guttut, weil zuviel Phosphat die Calcium-Verwertung beeinträchtigt. Darauf sollte man achten, wenn man häufig besonders phosphatreiche Speisen zu sich nimmt.

Das sind Wurst- und Fleischwaren, die häufig mit Phosphaten konserviert werden und Cola-Getränke.

Milch, Getreide, Fleisch, Fisch und Eier enthalten ebenfalls alle so viel Phosphat, daß der tägliche Bedarf, der mit ca. 1 g angegeben wird, im allgemeinen leicht erreicht oder überschritten wird.

Spurenelemente

Chrom

Das essentielle Spurenelement Chrom wirkt entscheidend beim Stoffwechsel des Zuckers zusammen mit Insulin.

Es spielt eine ausschlaggebende Rolle bei der Stabilisierung des Blutzuckerspiegels, was nicht nur für die Vorbeugung und Behandlung von Diabetes von Bedeutung ist.

Vielmehr leiden, bedingt durch schlechte Ernährungsgewohnheiten mit einer übermäßigen Zufuhr an „leeren" Kohlenhydraten, z. B. aus Cola- und Fruchtsaftgetränken, immer mehr Menschen an jähen Wechseln des Blutzuckerspiegels, insbesondere Unterzuckerung.

Diese als Hypoglykämie bezeichnete Störung muß als mitverursachend für die Entstehung degenerativer Zivilisationskrankheiten angesehen werden.
Das Spurenelement Chrom ist aus orthomolekularer Sicht die Substanz, die den Zuckerhaushalt des Körpers harmonisieren und zu einer Stabilisierung der Blutzuckerwerte beitragen kann.

Die Bedeutung von Chrom kann in unserer heutigen Ernährungssituation kaum überschätzt werden angesichts der Tatsache, daß unkontrollierter Blutzucker und Störungen des Insulinstoffwechsels nicht nur für sich genommen ernste Stoffwechselstörungen sind, sondern auch der Ausgangspunkt für chronische Krankheiten wie Diabetes, Übergewicht und Gefäßerkrankungen (Arteriosklerose, Bluthochdruck, hohe Blutfette) sind.

Bei all diesen Erkrankungen gehört die Unterversorgung mit Chrom zu den auslösenden Faktoren.
Gewöhnlich herrscht Chrommangel gerade bei Menschen vor, die das Spurenelement am nötigsten brauchen.
Der Mangel verstärkt sich, weil ein niedriger Chrom-Spiegel das Verlangen nach Kohlenhydraten, besonders Zucker, erhöht;
je mehr Zucker wir aber zu uns nehmen, desto mehr werden unsere Chrom-Vorräte abgebaut.

Ältere Menschen speichern weniger Chrom im Körper; die Ergänzung der Nahrung durch ein Chrom-Präparat ist zweckmäßig.
Das gilt auch für werdende Mütter. Während der Schwangerschaft soll die Nahrung der Mutter genügend Chrom enthalten, um ihren Bedarf und den Bedarf des Kindes, das Chrom zum Wachstum braucht, zu decken.

Der Dosierungsbereich liegt zwischen 200 mcg und 600 mcg (bei leichtem Übergewicht) pro Tag.

Diabetiker und Personen mit hohem Übergewicht nehmen gewöhnlich zwischen 600 mcg. und 1.000 mcg. täglich, doch sollte die Zufuhr bei Diabetikern, die Insulin oder blutzuckersenkende Medikamente nehmen müssen, immer mit dem behandelnden Arzt besprochen werden, da die Chrom-Zufuhr meist den Medikamentenbedarf verringert, weshalb eine entsprechende Anpassung erforderlich ist.

Eisen

Der Mangel an dem Spurenelement Eisen kann zu verschiedenen Symptomen führen:

- einer blassen, rauhen, spröden Haut,
- brüchigem Haar,
- Rillen in den Fingernägeln,
- Rissen in den Mundwinkeln,
- Entzündungen von Zunge und Speiseöhre) aber auch zu
- schneller Ermüdbarkeit,
- Appetitlosigkeit,
- Kopfschmerzen,
- Nervosität,
- Reizbarkeit
- und Infektanfälligkeit.

Bei einer Schwangerschaft kann ein Mangel sogar zu einer Frühgeburt führen und zu einem niedrigen Geburtsgewicht des Neugeborenen.

Deshalb ist es wichtig, auf eine ausreichende Versorgung mit Eisen zu achten.

Die wichtigste Aufgabe des Eisens im Organismus ist seine Beteiligung bei der Blutbildung. Zu wenig Eisen im Blut kann zu einem Mangel an roten Blutkörperchen und Blutarmut (Anämie) führen.
Eisen ist Bestandteil des Hämoglobins (roter Blutfarbstoff); das Hämoglobin ist für die Zellatmung, den Transport von Sauerstoff im Blut und seine Verwertung im Organismus zuständig.

Leider wird das Spurenelement vom Körper nicht leicht resorbiert. Bei Eisenpräpaten ergibt sich eine bessere Bioverfügbarkeit, wenn das Eisen als organisches Mineralsalz, z.B. als Eisen-Fumarat, an körpereigene organische Säuren gebunden ist, die als Träger und Transporteur des Spurenelements seine Verwertung erleichtern.

Jod (Kelp)

Eine ausgezeichnete Nahrungsquelle von natürlichem Jod ist die *Kelp-Alge.*

Wie alle eßbaren Algen enthält auch Kelp ein reiches Spektrum wichtiger Vitalstoffe, darunter nicht weniger als dreiundzwanzig Mineralstoffe und Spurenelemente, die dadurch, daß sie schon in der Pflanze verstoffwechselt wurden, besonders leicht vom Körper aufgenommen werden.

Kelp wird seit langem als guter Lieferant von natürlichen Mineralstoffen und Spurenelementen für die Vitalstoffversorgung eingesetzt.
Herausragend ist dabei das natürliche Spurenelement Jod, daß in Kelp-Präparaten meist in standardisierter Form vorliegt. Das bedeutet, daß jede Tablette den gleichen Jodgehalt, z. B. 100 mcg, aufweist.

Jod ist als lebensnotwendiges Spurenelement zur Bildung der Schilddrüsen-Hormone nowendig. Die Schilddrüse befindet sich im unteren Bereich des Halses und erzeugt Hormone, die viele Körperfunktionen steuern.
Wenn über die Nahrung zu wenig Jod zugeführt wird, so kann daraus ein Schilddrüsenhormon-Mangel entstehen. Ist der Mangel beträchtlich oder lange andauernd, kann er zu einer Vergrösserung der Schilddrüse (Kropf) führen.

Aber schon lange vorher zeigt sich Jodmangel in vielerlei gesundheitlichen Störungen, die einen sehr unterschiedlichen Charakter aufweisen.
Dazu gehören beispielsweise:

- Antriebslosigkeit,
- Depression und
- Erschöpfung,
- Kälteempfindlichkeit und
- Verstopfung,
- Gewichtszunahme bei gleich bleibenden Eßgewohnheiten
- Muskelschmerzen und
- steife, schmerzende Gelenke,
- trockene, raue Haut sowie
- trockene, spröde Haare und Nägel.
- Bei Frauen sind langanhaltende und starke Menstruationsblutungen und Anfälligkeit für Ödembildungen oft ein Zeichen für mangelnde Jodversorgung.

Jod besitzt darüberhinaus auch nichthormonelle Eigenschaften, z. B. als Radikalfänger.
In diesem Zusammenhang hat Jod aktivierende Wirkungen auf die Immunfunktionen, günstige Einflüsse auf den Fettstoffwechsel und für die Hemmung entzündlich-degenerativer Prozesse.

Jod ist wichtig für gesunde Gehirnfunktionen und eine der Schlüssel-Substanzen, die den Stoffwechsel anregen.
Dies wird bei Programmen zur Gewichtskontrolle noch viel zu wenig beachtet.

Jodmangelkrankheiten stellen ein weltweites Problem dar.
Schätzungen gehen davon aus, daß etwa 800 Millionen Menschen von Jodmangel betroffen und durch Folgekrankheiten be-

droht sind.
Allein 3 Millionen leiden an Kretinismus, eine durch Jodmangel verursachte schwere geistige und physische Behinderung.

Obwohl Afrika, Asien und Lateinamerika die größten Endemiegebiete für Jodmangelkrankheiten sind, ist auch in Europa der Jodmangel und die daraus folgenden Mangelerkrankungen, vor allem der Kropf, noch ein ungelöstes Problem.

In Deutschland besteht bei 6 - 8 Millionen Menschen ein klinisch erkennbarer Jodmangel, d.h. eine vergrößerte Schilddrüse.
Die Ursache liegt in dem niedrigen Jodgehalt unserer Böden, die eine genügende Anreicherung von Jod in den pflanzlichen und tierischen Lebensmitteln (als den folgenden Stufen der Nahrungskette) erschweren oder unmöglich machen.

Deshalb ist bei uns die Jodversorgung über die Nahrung, auch bei regelmäßigem Verzehr von jodreichem Seefisch praktisch kaum zu erreichen, weshalb die Verwendung von jodiertem Speisesalz und von jodhaltigen Nahrungsergänzungen dringend zu empfehlen ist.

Das in Kelp enthaltene natürliche Jod versorgt die Schilddrüse und harmonisiert ihre Tätigkeit.
Es ist sehr gut verträglich und ermöglicht einen gewissen Dosierungsspielraum. Für die normale Versorgung sind täglich 100 - 300 mcg natürliches Jod aus Kelp ausreichend.
Man muß beachten, daß Jod bei sehr hohen Dosierungen ein toxisches Potential entwickelt; wenn diese nötig sind, sollten sie selbstverständlich unter ärzlicher Überwachung erfolgen.
Andererseits verzehren Japaner Jodmengen, bei denen unsere Mediziner die Hände über dem Kopf zusammenschlagen würden.

Eine tägliche Zufuhr von 3 mg Jod, das 1000fache der bei uns empfohlenen Menge, sind in Japan nicht unüblich und es ist festzustellen, daß es in Japan viel weniger Schilddrüsenprobleme gibt als bei uns.

Kupfer

Das Spurenelement Kupfer kommt im Körper hautpsächlich in den Knochen, der Leber und der Muskulatur vor, ingesamt beträgt der Gesamtbestand nur zwischen 80 und 150 mg.

Unser Bedarf an Kupfer liegt zwischen 1 und 5 mg pro Tag, und bei einer Zufuhr über Vitalstoffpräparate genügen gewöhnlich 2 mg, um die Kupferbilanz im Körper ausgeglichen zu halten.

Kupfer ist, wie andere Spurenelemente, Bestandteil von Enzymen. Bisher sind 16 Enzyme bekannt, die für ihre Aktivität Kupfer benötigen. Eins der wichtigsten kupferhaltigen Enzyme ist die Lysyloxidase, die für die Verflechtung der beiden hauptsächlichen Eiweiß-Arten im Bindegewebe, Kollagen und Elastin, verantwortlich ist. Diese sorgen für die Struktur und Elastizität von Knochen, Bändern, Knorpel, Bingewebe und Blutgefäßen.

Ist die Funktion von Kollagen und Elastin gestört, kann es zu mikroskopisch feinen Rissen in den Blutgefäßwänden, aber auch zu Störungen des Bewegungsapparates kommen.

Kupfer ist auch notwendig für Blutbildung und Sauerstofftransport im Blut; es wird gebraucht, um das Eisen im Körper in Hämoglobin, den roten Blutfarbstoff, umzuwandeln.
Bei Blutarmut mit relativ zu kleinen Blutkörperchen ist neben dem Eisenmangel auch ein Kupfermangel mitverursachend.

Eine Kupferzufuhr über den oben genannten Bedarf hinaus ist nicht ratsam.

Eine chronische Kupferüberlastung kann sogar gesundheitsgefährdend sein.
Diese kann sich ergeben, wenn sich in Wasserleitungen Kupfer löst und ins Trinkwasser gelangt. Solch stark kupferhaltiges Trinkwasser schadet besonders Klein-

kindern, weil dadurch eine lebensbedrohliche Leberzirrhose hervorgerufen werden kann.

Vor Kupferüberschuß kann man sich durch Zink, Mangan und Vitamin C schützen; diese Stoffe vermindern die Kupferaufnahme.

Mangan

Mangan kommt in pflanzlicher Nahrung vor und hier vor allem in Getreide, grünem Gemüse und Nüssen; Fleisch und andere tierische Nahrungsmittel wie Fisch und Milch enthalten dagegen wenig Mangan.

Dieses Spurenelement ist als Co-Enzym Bestandteil zahlreicher Enzyme, darunter die für die Bekämpfung freier Radikaler unverzichtbare Superoxid-Dismutase.

Manganhaltige Enzyme spielen aber auch im Stoffwechsel von Fetten und Kohlenhydraten eine Rolle, und damit für Entwicklung und Körperwachstum (Knorpelbildung) ebenso wie für die Stärkung der Abwehrfunktionen und Entgiftung des Organismus.

Nach verschiedenen Berichten ist Mangan - neben Zink - mit bemerkenswerten Ergebnissen eingesetzt worden bei altersbedingten phychischen Störungen, wie Verwirrtheit, Gedächtnisstörungen, Persönlichkeitsveränderungen und Alters-Depressionen.
Durch eine Blutanalyse kann festegestellt werden, ob ein Manganmangel besteht.

Der tägliche Bedarf liegt für gesunde Erwachsene bei etwa 2 - 12 mg.

Selen

Wie kein anderes Spurenelement steht das Selen im Blickpunkt des Interesses.
Sein Wirkungsspektrum ist in den letzten Jahren immer gründlicher erforscht worden.
Dieses in früheren Zeiten als Gift angesehene Spurenelement ist als funktionserhaltender und schützender Faktor an unzähligen Körpervorgängen beteiligt.

Zu den wichtigsten gesundheitlichen Wirkungen von Selen gehören:

- Der Schutz der Zellen vor Oxidationsschäden durch freie Radikale;
- Die immunstimulierende Wirkung;
- Der Schutz vor giftigen Schwermetallen und anderen Umweltgiften;
- Die krebsschützende Wirkung.

Selen kommt in unseren Böden nicht ausreichend vor.
Deutschland ist ein Selen-Mangelland und gehört zu den selenärmsten Ländern Mitteleuropas.
Deshalb enthalten unsere heimischen Lebensmittel wenig Selen und tatsächlich decken wir unseren Selenbedarf hauptsächlich durch tierische Proteine.

Schweinefleisch allein liefert heute ca. 1/4 des mit der Nahrung aufgenommenen Selens.

Wieso enthält Schweinefleisch soviel Selen?
Es wird dem Schweinefutter zugesetzt.

Mit der Nahrung nehmen deutsche Frauen durchschnittlich 38 mcg, die deutschen Männer 47 mcg täglich zu sich.
Das ist fast an der Grenze zur Mangelversorgung und viel weniger als die von Fachleuten empfohlene Menge von mindestens 200 mcg für gesunde Menschen.

Für den vorsorgenden Gesundheitsschutz gerade älterer Menschen kann eine höhere Zufuhr (bis etwa 400 mcg täglich) sinnvoll und häufig sogar notwendig sein.

Der Selengehalt geht bei alten Menschen als Folge der oft extrem einseitigen Ernährung, Resorptionstörungen und der insgesamt geringeren Nahrungsaufnahme zurück. Gleichzeitig wird die Selen-Zufuhr wichtiger, weil mit zunehmendem Alter gerade solche Krankheiten verstärkt auftreten, die mit einer mangelhaften Selenversorgung in Zusammenhang stehen.

Dazu gehören:

- Immunschwäche,
- Krebs,
- Herzerkrankungen,
- rheumatische Erkrankungen,
- Erkrankungen der Leber und der Bauchspeicheldrüse,
- Diabetes,
- grauer Star und
- chronische Schwermetallvergiftungen.

Silicium

Silicium ist der Hauptbestandteil der Kieselerde.
Deren Bedeutung wird sichtbar, wenn wir die äußere Erscheinung unseres Körpers ins Auge fassen:

- Haut,
- Haare,
- Finger- und Zehennägel.

Ähnlich wie Zement die Mauern eines Hauses, hält Kieselerde unsere Binde- und Stützgewebe zusammen, verstärkt diese Gewebe und gibt ihnen Form und Struktur. Dies wird sichtbar in Straffheit und Geschmeidigkeit der Haut, Glanz und Volumen des Haars und Festigkeit der Nägel.

Weil der Kieselsäureanteil der Haut mit den Jahren nachläßt, nimmt man an, daß auch die anderen Körpergewebe für ihre optimale Funktion mehr Silicium verbrauchen.

Die Wirkung des Siliciums im Körper beschränkt sich keineswegs auf die äußere Hülle.

Kieselerde fördert die Knochenstärke, denn sie erleichtert den Einbau knochenerhaltender Stoffe wie Calcium, Magnesium und Phosphor.

Ohne Silicium würden unsere Knochen und Gelenke weicher, was zu einer Schwächung des gesamten Stützapparates führen würde, der dem Körper seine Struktur und Festigkeit gibt.

Silicium spielt auch eine wichtige Rolle in der Erhaltung der Zähigkeit und Elastizität der Blutgefäße. Es hat darüberhinaus in unseren Zeiten der Umweltgifte eine wichtige Entgiftungsfunktion im Organismus durch seine Fähigkeit, toxische Aluminium-Ansammlungen im Körper zu verhindern.
Silicium und Aluminium sind Gegenspieler und dies könnte z.B. bei der Verhütung der Alzheimer-Krankheit eine große therapeutische Bedeutung haben, da für die Entstehung der Alzheimer-Erkrankung vielfach eine Aluminium-Überlastung bestimmter Gehirnbereiche als auslösender Faktor vermutet wird.

Der tägliche Bedarf an Silicium liegt bei ca. 30 mg und kann im allgemeinen über die Nahrung abgedeckt werden.

Zink

Zink ist nach Eisen das zweithäufigste Spurenelement im Körper. Mehr als 70 Enzyme und Enzymsysteme brauchen Zink für ihre Tätigkeit. Schon daraus ist ersichtlich, daß das Spurenelement für die menschliche Gesundheit unerläßlich ist.

Von einer Unterversorgung sind zahlreiche Körperfunktionen betroffen, zuerst und am allermeisten aber unser Immunsystem. Diese kann ohne eine ausreichende Zinkzufuhr nicht funktionieren. Die schlimmste Folge einer chronischen Unterversorgung ist eine geschwächte Immunabwehr.

Zink ist darüberhinaus wichtig für:
- das Körperwachstum,
- den Eiweißstoffwechel,
- den Stoffwechsel der Vitamine A und B-Komplexe
- sowie der essentiellen Fettsäuren.

Zink wird für die gesunde Entwicklung und Funktion der Geschlechtsorgane benötigt und für den guten Zustand von Haut (z. B. bei Akne), Nägeln und Haaren.

Zinkmangel ist leider sehr verbreitet.

Moderne Landwirtschaftsmethoden führen zu einem Verlust des Minerals Zink im Boden und eine übertriebene Verarbeitung der landwirtschaftlichen Erzeugnisse entfernt Zink aus unseren Nahrungsmitteln.
Dies ist deshalb so fatal, weil durch die Anhäufung giftiger Substanzen in der Umwelt die Anforderungen an unser Immunsystem immer größer werden; unsere Abwehrkräfte können aber nur tätig sein, wenn ihnen genügend Zink zur Verfügung steht.

Orale Verhütungsmittel sind Zinkräuber, der durch erhöhte Zinkzufuhr ausgeglichen werden sollte, denn ein niedriger Zinkwert im Blut kann das Auftreten von Entzündungen der Eierstöcke sowie perioraler Dermatitis mit Rötungen und Bläschen am Mund begünstigen.

Bei schwangeren und stillenden Frauen besteht ein erheblich erhöhter Bedarf.

Für die tägliche Gesundheitsvorsorge genügen gewöhnlich 15 - 50 mg.

Essentielle Fettsäuren

Viele Gesundheitsprobleme entstehen durch den Mangel an bestimmten Fettsäuren in unserer Ernährung. Dieser Mangel wird nicht zuletzt hervorgerufen durch die allgegenwärtige, manchmal geradezu hysterische Warnung vieler Diätapostel vor Fettverzehr.

Es ist wahr: Manche Fette sind gefährlich für unsere Gesundheit. Dazu gehörden vor allem die sogenannten Transfettsäuren, die sich in manchen Margarinesorten und Salatdressings befinden. Dazu gehören überhitzte Fette, z.B. bei frittierter Nahrung.
Zwischen solchen Fetten und Fetten wie Lein- oder Fischöl besteht freilich ein himmelweiter Unterschied.
Das eigentliche Problem liegt in der mangelnden Unterscheidung. Wir essen zuviel „schlechte" Fette und zu wenig der lebensnotwendigen „guten" Fette.

Was aber ist gut, was schlecht? Wie können wir uns orientieren?

Zunächst: Die meisten Fette sind nicht absolut lebensnotwendig (essentiell). Wir können viele entbehren, denn sie sind, wenn nicht geradezu schädlich, so doch unter den heutigen Lebensbedingungen für die meisten von uns eine Quelle nicht benötigter Kalorien. Aber wir dürfen das Kind nicht mit dem Bade ausschütten.

Fette bilden die Hauptenergiereserve im Körper, sie schützen unsere Organe und sind Teil der Zellmembran in jeder Zelle unseres Körpers. Und ohne bestimmte Fettsäuren könnten wir überhaupt nicht existieren: sie sind Bausteine für hormonähnliche Substanzen, Eicosanoide genannt, mit der besser bekannten Untergruppe der Prostaglandine, die einen enormen Einfluß auf die Körperprozesse haben.
Eicosanoide regulieren den Blutdruck und die Körpertemperatur, stimulieren die Hormonproduktion und sensibilisieren Nervenfasern für Übertragunsimpulse,

um nur einige Funktionen zu nennen.

Drei essentielle Fettsäuren werden in sogenannten Omega-3-Fetten gefunden.

Diese Fettsäuren sind
- Alpha-Linolensäure, die im Leinöl enthalten ist,
- EPA (Eicosapentaensäure) und
- DHA (Docosahexaensäure), deren beste Quelle Seefischöl ist.

Omega-3-Fettsäuren sind in unserer Nahrung nicht ausreichend vertreten und dieser Mangel wird mit dem gehäuften Auftreten typischer Zivilistationskrank-heiten wie:

- Krebs
- rheumatoide Arthritis und
- anderen entzündlichen Erkrankungen
- Plaque-Bildung in den Arterien
- Blutverklumpung und
- Immunschwäche

in Verbindung gebracht.

Die gemeinsame Eigenschaft der Omega-3-Fettsäuren ist, daß sie im Körper eher entzündungsdämpfend wirken.

Die Gruppe der Omega-6-Fette enthält zwei weitere essentielle Fettsäuren:

- Linolsäure, das reichlich in Distel-, Sonnenblumen-, Soja- und Maiskeimöl enthalten ist;

und zweitens:

- Gamma-Linolensäure, deren wichtigste Quelle das Nachtkerzenöl ist.

Die gemeinsame Eigenschaft der Omega-6-Fettsäuren ist, daß sie im Körper tendenziell eher entzündungsfördernd wirken.

Wie fast immer, wenn es um Gesundheit geht, kommt alles auf einen harmonischen Ausgleich der gegensätzlichen Wirkmechanismen an.

Gesundheitsschädlich sind immer nur die Einseitigkeiten.

In unserem Ernährungsalltag haben die - an sich durchaus wertvollen - Omega-6-Fette mittlerweile ein ungutes Übergewicht in unserem Speisezettel erlangt, das zu Problemen führen kann.

Die Stimmen mehren sich, daß ein Zusammenhang zwischen der Häufung von Allergien, aber auch bestimmten Krebsarten, mit dem übermäßigen Anteil von Omega-6-Fetten - und hier besonders der Linolsäure - in unserer Ernährung besteht.

Nicht die Omega-6-Fette an sich sind schädlich, sondern das Ungleichgewicht, das durch ihr Überangebot im Körper verursacht wird. Wichtig ist es deshalb, im täglichen Fettverbrauch eine Balance zwischen Omega-6-Fetten und Omega-3-Fetten zu finden.

Richtig ist ein Verhältnis von etwa 5 : 1. Ausgewogenheit liegt also vor bei einer Zufuhr von 5 Teilen Omega-6- zu 1 Teil Omega-3-Fetten.
Noch konkreter: Auf 5 Löffel Sonnenblumenöl gehört 1 Löffel Fischöl. Wie gesagt, herrschen die Omega-6-Fette in der gewöhnlichen Ernährung vor. Um diese Einseitigkeit auszugleichen, wird in der Praxis darauf zu achten sein, durch die ausreichende Zufuhr von Omega-3-Fetten die wünschenswerte Mengenrelation von 5 : 1 zu erreichen.

Ratsam ist weiterhin auf jeden Fall, im Alltag bei der Wahl von Brat- und Streichfetten wie bei den Salatölen Abwechslung walten zu lassen. So kann man linolsäurereiche Fette je nach Verwendung und Geschmack gegen linolsäurearme Fette wie Oliven-, Raps- und Leinöl austauschen.

Die dritte Untergruppe, die Omega-9-Fette, hier der Vollständigkeit halber erwähnt, enthält wenig essentielle Fettsäuren. Es sind einfach ungesättigte Fette, wie sie in:

- Oliven,
- Erdnüssen,
- Sesam und
- Avocados gefunden werden.

135

Die Omega-9-Fette spielen vor allem dann eine gesundheitsfördernde Rolle, wenn sie zusammen mit Omega-3- und Omega-6-Fetten verwendett werden.

Ein ernstes Gesundheitsproblem entsteht durch die moderne Verarbeitung der meisten der für die tägliche Küche angebotenen Öle und Fette.
Auch das Erhitzen oder das Härten von Ölen für die Herstellung von Margarine und Salatdressing ist problematisch.
Durch die Verarbeitung werden den Fetten oft gerade ihre wertvollsten Bestandteile, die essentiellen Fettsäuren, entzogen oder diese werden so in ihrer chemischen Struktur verändert, daß sie für den Körper wertlos oder gar schädlich sind.

Da die Vermeidung von Nahrungs-Fetten in den heutigen Ernährungsgewohnheiten und in praktisch allen Diätempfehlungen eine so gewaltige Rolle spielt, sei doch noch auf einen augenfälligen Widerspruch hingewiesen:

Obwohl fetthaltige Nahrung geradezu fanatisch vermieden wird, gab es niemals in der Geschichte der zivilisierten Welt mehr Menschen mit Gewichtsproblemen.

Der Grund ist einfach: Man kann die Fett-Falle nicht vermeiden, indem man Fette aus der Ernährung streicht. Man müßte, um nicht in die Fett-Falle zu tappen, zugleich den Verbrauch von Kohlenhydraten und insbesondere Zucker meiden.

Denn Zucker wird im Körper in kleine Moleküle zerlegt und wieder zusammengebaut - als Fett. Diese Fette, die *Triglyzeride*, sind der eigentliche Schrecken aller Übergewichtigen.

Triglyzeride füllen unsere Fettzellen aus, verschlechtern den Blutfluß innerhalb der Blutbahnen und erhöhen das Risiko einer Verengung der Herzarterien.

Zucker erhöht die Insulinausschüttung. Wenn zu viel Insulin im Blut ist, steigt der Triglyzerid-Spiegel dramatisch an und zugleich erhöhen sich die (schlechten) LDL-Cholesterinwerte, während die (guten) HDL-Cholesterinwerte sinken.

Essentielle Fettsäuren, vor allem das in Fischölen enthaltene EPA und HA, senken die Triglyzeride und dies um so erfolgreicher, je mehr die Aufnahme von Kohlenhydraten eingeschränkt wird.

Omega-3-Öle (EPA/DHA) in Seefischöl

Die reichste natürliche Quelle von Omega-3-Fettsäuren ist das Öl von Meeres-Kaltwasser-Fischen.
Seefischöl gehört zur täglichen Versorgung mit Vitalstoffen, denn die darin enthaltenen Fett-säuren spielen eine Hauptrolle im Fettstoffwechsel der Körpers und sind unentbehrlich für die gesunden Funktionsabläufe im gesamten Organismus.
Weil diese mehrfach ungesättigten Fettsäuren Vitamin-Funktionen erfüllen, werden sie auch als *Vitamin F* bezeichnet.

Das Seefischöl enthält in erster Linie die Omega-3-Fettsäuren EPA (Eicosapentaensäure) und DHA (Docosahexaensäure), die vom Menschen nur in geringem Maße (aus der essentiellen Linolensäure) gebildet werden können.

EPA und DHA finden sich jedoch Algen und reichern sich dadurch in der Nahrungskette an, daß Seefische sich von Algen ernähren.

Die wertvollsten Wirkungen hat das Seefischöl auf Blut und Gefäße. EPA und DHA erhöhen die Fließfähigkeit des Blutes, wirken blutgefäßerweiternd und hemmen die gefährliche Zusammenballung von Blutplättchen.
Sie wirken darüberhinaus auf natürliche Weise blutdrucksenkend und sind ein natürlicher

Regulator bei erhöhten Blutfetten.
Alle diese Faktoren mindern zugleich das Risiko von Arteriosklerose und Herzerkrankungen.

Omega-3-Fettsäuren haben antiinflammatorische Eigenschaften und sind deshalb nützlich, um entzündlichen Körperstörungen der Glieder und Gelenke (wie Rheuma) und der Haut (z.B. Psoriasis) entgenzuwirken.

Omega-3-Fettsäuren sind besonders für Kinder außerordentlich wichtig, denn sie sind Struktur-Bausteine für Gehirn, Augen und Keimdrüsen sowie der Rohstoff für die Bildung von körpereigenen Gewebshormonen.
Man hat festgestellt, daß die Zufuhr von DHA die Entwicklung der kognitiven Fähigkeiten (Intelligenz, Lernbereitschaft) bei Kindern fördert.
Während deutlich erkennbare Zeichen einer Mangelversorgung bei Erwachsenen nur ausnahmsweise auftreten, ist das bei Säuglingen und Kleinkindern anders.
Hier kann es realtiv schnell zu Mangelerscheinungen kommen, die sich in Wachstumsverzögerungen, zentralnervösen und visuellen Störungen äußern können. Daher werden seit einigen Jahren den Säuglingsnahrungen auch Omega-3-Fettsäuren zugefügt.

Die empfohlene tägliche Zufuhr für Erwachsene liegt gewöhnlich zwischen 1.000 und 5.000 mg Seefischöl.

Zweckmäßig ist die Einnahme zusammen mit dem antioxidativ wirkenden Vitamin E, denn Fischöle können, wie andere hoch ungesättigte Fettsäuren, leicht oxidiert werden und sind dann nicht nur unbrauchbar, sondern schädigend für den Organismus.

Gute Fischöl-Präparate enthalten meist genügend Vitamin E, um die Oxidation zu verhindern. Solche Präpate liefern meist pro Weichkapsel 1.000 mg Seefischöl mit einem Gehalt an 180 mg EPA und 120 mg DHA.

Aminosäuren

Eiweiß (Protein), einer der Haupt-Nährstoffe, die wir für die Erhaltung unserer Körperstruktur und die Erzeugung von Kör-perenergie (Kalorien) benötigen, setzt sich aus Aminosäuren und Stickstoff zusammen. Es gibt Tausende verschiedener Eiweißverbindungen, die unterschiedlichste Aufgaben erfüllen und in allen Teilen unseres Organismus wirken.

Unser Körper kann tierische und pflanzliche Proteine, die er mit der Nahrung aufnimmt, in körpereigenes Eiweiß umwandeln.
Er spaltet die Nahrungsproteine in die einzelnen Aminosäuren auf und synthetisiert die körpereigenen Eiweißverbindungen neu.

Von den über 20 bekannten Aminosäuren kann der menschliche Organismus allerdings 8 nicht selber bilden. Diese acht (deshalb essentiellen) Aminosäuren müssen ihm durch die Ernährung (oder durch entsprechende Präparate) zugeführt werden.
Damit der Körper Protein richtig verwertet und synthetisiert, müssen alle essentiellen Aminosäuren vorhanden sein, und zwar im richtigen Mengenverhältnis zueinander.
Ist eine essentielle Aminosäure nur wenig oder gar nicht vorhanden, dann wird die Verwertung aller anderen entsprechend beeinträchtigt.

In der orthomolekularen Ernährung und Medizin spielen einzelne Aminosäuren (sowie auch ihre Gesamtheit als Aminosäuren-Komplex) eine zunehmend bedeutsame Rolle als Vorbeugungs- und Heilmittel.

Die Nährstoffwissenschaft, vor allem in den U.S.A., hat in den letzten Jahren bemerkenswerte Fortschritte bei der Erforschung der therapeutischen Wirksamkeit einzelner Aminosäuren gemacht. So sind Aminosäuren in den U.S.A. seit langem als Nährstoffsupplemente in allen *„health shops"* und *Reformhäusern* erhältlich, während man bei uns den therapeutischen Nutzen, den diese Substanzen für die Erhaltung oder Wiederherstellung der Gesundheit haben, erst allmählich erkannt.

Man unterscheidet Aminosäuren nach ihrer L- oder D-Form. In beiden Formen finden wir die gleiche Anordnung der Atome vor, allerdings jeweils spiegelverkehrt.

Für unsere Ernährung sind Aminosäuren nur in der L-Form verwertbar, mit Ausnahme von Methionin und Phenylalanin, wo auch die D-Form resorbiert werden kann.

Zum Glück weisen die meisten Aminosäuren in den proteinhaltigen Lebensmitteln die verwertbare L-Form auf. Sie können allerdings bei der Zubereitung von Speisen ihre Form verändern und gehen dann, z.B. bei Hitzezufuhr durch Kochen oder Braten, oder wenn Speisen mit Zucker oder Fetten (z.B. durch Frittieren) zubereitet werden, von der L-Form ind die D-Form über und sind dann für unseren Stoffwechsel nicht mehr brauchbar. Dadurch wird dem Stoffwechsel nicht nur Eiweiß entzogen, es kann darüberhinaus zu Beschwerden durch faulende Eiweißrückstände im Darm kommen.

Amino-Komplex

Es kann sehr sinnvoll sein, dem Körper die essentiellen Aminosäuren und die übrigen nicht-essentiellen Aminosäuren komplett als Aminosäuren-Komplex zuzuführen. Auf diese Weise erreicht man eine sichere und optimale Zufuhr aller Eiweiß-Bausteine, was mit der üblichen Nahrung nicht immer gewährleistet ist, und man sichert darüber hinaus auch optimale Verwertung der mit der übrigen Nahrung aufgenommen Proteine.

Ein optimaler Protein-Wirkungsgrad im Körper ist wichtig für den Aufbau von Muskelmasse.

Amino-Komplex-Präparate sind deshalb - abgesehen von der Unterstützung bei der Bildung körpereigener Proteine - geeignet für den Muskelaufbau bei Sport- und Fitness-Programmen und für die Unterstützung der Umwandlung von Fettgewebe in Muskelmasse.

Die in solchen Präparaten enthaltenen Aminosäuren, die in ihren Mengenanteilen genau auf den Körperbedarf eingestellt und für die Verdauung aufgeschlossen sind, werden gewöhnlich aus Casein gewonnen.

L-Carnitin

Das körpereigene Carnitin ist eigentlich keine echte Aminosäure, sondern eine Verbindung aus zwei Aminosäuren, Methionin und Lysin. Der Körper kann diesen Stoff in der Leber selbst synthetisieren.

Carnitin hat eine große Bedeutung im Fettstoffwechsel, weil es Körperfette aus ihren Depots in den Fettzellen und und zur Verbrennung in die Mitochondrien der Zellen transportiert. Deshalb kann Carnitin eine große Hilfe sein, wenn Übergewicht reduziert werden soll.

Carnitin reinigt die Mitochondrien auch von organischen Säuren, die als Schlacken entstehen, wenn die Fettverbrennung gestört ist.

Übergewichtige Menschen haben meist eine sehr niedrige Carnitin-Konzentration im Blut und in den Geweben. Das gilt übrigens auch für Menschen, die unter starkem Streß stehen.

Bei Streß werden nämlich die Rohstoffe Methionin und Lysin für die Bildung von Streßhormonen verwendet. Dadurch fehlt Carnitin - und es entsteht „Streß- und Kummerspeck" -, weil das überschüssige Fett nicht aus den Fettzellen in die Mitochondrien transportiert wird.

Carnitin hat noch weitere gesundheitsrelevante Fähigkeiten. Es wird therapeutisch eingesetzt bei myokordialer Ischämie (Gefäßverengung, Angina pectoris), bei Leberzirrhose, zur Regulierung bei Unterzuckerung des Blutes und zur Senkung der Blutfettwerte

- Cholesterin,
- Triglyzeride,
- Plasma-Lipidspiegel.

Die tägliche Zufuhr sollte in diesen Fällen wenigstens zwischen 500 und 1.000 mg betragen.

Übergewichtige, die Fettdepots abbauen wollen, benötigen zwischen 1.500 und 2.500 mg.

Bei medikamentös behandelten Herzproblemen wird die Zufuhr von Carnitin normalerweise zu einer Verringerung der Medikamentendosis führen; deshalb ist eine ärztliche Kontrolle und Einstellung in diesen Fällen notwendig.

L-Cystein

Cystein ist die biochemisch aktivere Form der schwefelhaltigen Aminosäure Cystein, die für die Hautbildung unentbehrlich ist.

- Cystein hilft vor allem bei der Entgiftung des gesamten Körpersystems.
- Es kann mit eingelagerten Schwermetallrückständen, besonders Kupfer, chemische Verbindungen eingehen, wodurch diese Schadstoffe sich aus ihren Depots lösen und ausgeschieden werden können.
- Cystein schützt auch vor schädlichen Substanzen, die den Körper durch Zigarettenrauch und Alkoholkonsum belasten.
- Protektive Wirkungen werden dem Cystein auch gegen radioaktive Strahlung nachgesagt.

Es ist zweckmäßig, Cystein in Verbindung mit Vitamin C zu nehmen, und zwar im Verhältnis 1 : 3, also z. B. 500 mg Cystein und 1.500 mg Vitamin C.

Diabetes-Patienten sollten Cystein nur unter ärztlicher Kontrolle verwenden, da diese Aminosäure die Insulin-Dosierung verändern kann.

Alle Aminosäuren werden übrigens am besten mit Wasser (oder Saft), aber nicht mit proteinhaltigen Getränken (z.B. Milch) eingenommen.

L-Lysin

Diese essentielle Aminosäure wird für das Wachstum benötigt und spielt beispielsweise für das Knochenwachstum von Kindern eine wesentliche Rolle.
Lysin ist lebenswichtig für die Bildung bestimmter Eiweiß-Moleküle, die für die Produktion körpereigener Enzyme, Hormone und Antikörper benötigt werden.

Lysin bekämpft auch bestimmte Virusarten. Es kann bei der Heilung und Vorbeutung von Herpes helfen, wobei zur Behandlung von Herpes-Infektionen Dosierungen von 1 - 2 g täglich, (mit etwas Wasser, zwischen den Mahlzeiten) empfohlen werden, am besten zusammen mit einer zuckerfreien Diät, Vitamin A, Vitamin C, Bioflavonoiden und Bromelain.

- Konzentrationsschwächen,
- Müdigkeit,
- gerötete Augen,
- Schwindelgefühle und Übelkeit

können Anzeichen für einen bestehenden Lysin-Mangel sein.

Besonders Vegetarier sind anfällig für ein Lysin-Defizit, weil diese Aminosäure in pflanzlichen Proteinen kaum vorkommt.
Andererseits kann die Protein-Qualität von Getreidenahrung, insbesondere von Weizen, durch Lysin-Supplementierung verbessert werden.
Lysin regt die Magensaft-Produktion an.
Ältere Menschen, besonders Männer, haben einen erhöhten Bedarf.

L-Tyrosin

Tyrosin ist, obschon eine nicht-essentielle Aminosäure, für die Anregung und Regulierung der Gehirn-Aktivität von größter Bedeutung. Ein Mangel verhindert die ausreichende Bildung von Norepinephrin im Gehirn, was zu Depressionen führen kann.
Tyrosin wird deshalb hauptsächlich eingesezt, um Depressionen und Angstzustände unter Kontrolle zu halten.

Es beugt solchen Zuständen vor, aber auch ihren Vorstufen, wie

- depressive Verstimmung,
- Reizbarkeit,
- Antriebslosigkeit und
- Erschöpfung.

Tyrosin macht (und hält) wach und regt die körperliche und geistige Aktivität an.

Menschen, die von Suchtmitteln wie Tabak, Alkohol, bestimmten Drogen, loskommen wollen, reagieren während der Entwöhnungsphase oft mit starken Entzugserscheinungen, die sich meist in den oben beschriebenen Symptomen äußern.
Tyrosin kann diese Erscheinungen mildern und so die Entwöhnung wesentlich erleichtern und beschleunigen.

Eine der häufigsten Begleiterscheinungen von depressiven Zuständen ist die ständige Müdigkeit. Millionen von Menschen leiden unter starker und dauernder Müdigkeit und einer melancholischen Grundstimmung, ohne daß man von einer ausgeprägten Depression sprechen würde.
Für solche Menschen werden 1.000 - 2.000 mg Tyrosin empfohlen, am besten zusammen mit etwas Vitamin B6 und Vitamin C.

Man nimmt Tyrosin auf nüchternen Magen, morgens vor dem Frühstück.
Bei höheren Dosierungen ist ärztliche Überwachung angeraten.

Enzyme

In jedem Augenblick unseres Lebens laufen in unserem Körper unzählige chemische Reaktionen ab. Diese Vorgänge sind ohne Enzyme nicht denkbar.

- Wachstum,
- Wärmehaltung,
- die Bewegung unseres Blutes,
- aber auch emotionale Prozesse
- oder unser Denken,

all das hat seine physische Grundlage in der Tätigkeit von Enzymen in unserem Organismus.
Enzyme gehören in einem solch umfassenden Maße zum Leben, daß die Wissenschaft in einer lapidaren Definition dessen, was Leben eigentlich ist, geradezu feststellt:

Leben ist Enzymtätigkeit.

Was sind Enzyme?
Chemisch gesehen sind es Eiweißmoldeküle, mehr oder weniger kompliziert und oft als Bestandteil (als sogenannten Co-Enzyme) Vitamine oder Mineralstoffe enthaltend.

Das eigentliche Cherakteristische der Enzyme geht allerdings über die molekulare Stuktur weit hinaus. Enzyme haben nämlich die geheimnisvolle Fähigkeit, biochemische Reaktionen in unseren Körper zu veranlassen und zu steuern.
Diese einzigartige Fähigkeit wird häufig als Enzymkraft bezeichnet.

Die Forschung in diesem Bereich kennt heute etwa 2.000 Enzyme und Enzymsysteme, von denen allerdings nur einige Hundert in ihrer Wirksamkeit genau bekannt sind. Wissenschaftler schätzen, daß es wahrscheinlich 10.000 oder mehr verschiedene Enzyme gibt, die alle ihre jeweils spezifische Aufgabe in der Steuerung der Lebensvorgänge des Körpers erfüllen.
Man kann also erwarten, daß die Enzymforschung in der Zukunft noch viele wertvolle Beiträge leisten wird, um die wunderbaren

Fähigkeiten der Enzyme gezielt in den Dienst der Gesundheit zu stellen.

Aber nicht nur unser Körper bildet Enzyme für die unzähligen Regelungs- und Steuerungsaufgaben.

Enzyme sind auch in unserer Nahrung enthalten, soweit sie roh, frisch und unbearbeitet ist.
Diese Nahrungsenzyme helfen uns vor allem bei der Verdauung der Nahrung. Nehmen wir rohes Obst oder Gemüse zu uns, so werden bis zu 70% dieser Kost bereits mit Hilfe der darin enthaltenen Enzyme verdaut.
Tiere in freier Wildbahn, deren Nahrung nicht erhitzt wird, kennen keine Verdauungsprobleme, weil ihre Nahrung enzymreich ist.

Eskimos, solange sie rohes Fett (Tran) und rohen Fisch aßen, kannten weder Gewichtsprobleme noch Herzbeschwerden, dank der Verdauungs-Enzyme, die sie mit dieser Kostform reichlich aufnahmen.

Wieder einmal wird hier sichtbar, welch eine katastrophale Konsequenz für die Volksgesundheit darin liegt, daß unsere Nahrungsmittel heute meist Stufen der Verarbeitung durchlaufen, die mit Erhitzen verbunden sind.
Das gilt schon so uneingeschränkt, daß es uns kaum noch auffällt.
Grundnahrungsmittel wie Milch und Butter sind erhitzt (pasteurisiert).

Vor noch gar nicht so langer Zeit gab es „Milchkuren" für Kinder, die allerlei Beschwerden heilten.
Glauben Sie, daß das mit H-Milch funktioniert?
Hitze über 65 Grad C zerstört Enzyme. Ihre chemische Struktur bleibt dabei zwar erhalten, aber sie verlieren das, was sie zu Enzymen macht: ihre Enzymkraft.

Wie ein gekochtes Getreidekorn seine Keimkraft einbüßt, verlieren die Enzyme durch Erhitzen ihre Fähigkeit, als biologische Katalysatoren im Körper notwendige chemische Reaktionen, z.B. Verdauungsvorgänge, zu veranlassen.

Die Tatsache, daß unsere Nahrung enzymarm ist, daß all das gekochte, gebratene, gegrillte, gedünstete, durch Erhitzen haltbar gemachte Essen keine Enzyme mehr enthält, die unsere Verdauung entlasten könnten, ist von großer Tragweite.

Denn was passiert nun?

Unsere Bauchspeicheldrüse muß permanent Schwerstarbeit leisten, um all die Enzyme zu produzieren, die für die Verdauung erforderlich sind.
Ist es da ein Wunder, daß die Bauchspeicheldrüse unter dieser Überbelastung krank wird oder am Ende ihre Arbeit einstellt?
Für unsere Gesundheit ist es wichtig, was (und wie) wir essen. Genauso entscheidend ist es aber, wie wir die aufgenommenen Speisen verdauen, d. h. wie wir dem Organismus die Stoffe zuführen, die er zur Gewinnung von Körperenergie und zur Regelung aller Körperfunktionen benötigt.

Die Fähigkeit, Nahrung richtig und vollständig zu verdauen - das heißt zu metabolisieren, in den Stoffwechsel zu überführen - ist der Schlüssel zu unserer Vitalität.

Es kommen zwei wesentliche Punkte hinzu:

1.

Enzyme können - wie gesagt - nur jeweils eine spezifische Funktion im Organismus erfüllen; z. B. verdauen eiweißspaltende Enzyme kein Fett.
Das bedeutet, daß die einzigartige Funktion eines Enzyms nicht ersetzt werden kann.

2.

Wir haben bereits gesehen, daß Enzyme, die wir mit der Nahrung aufnehmen, die körpereigene Enzymproduktion wirksam entlasten können.
Wenn wir also enzymreiche Kost zu uns nehmen, wird unsere körpereigene Enzymproduktion nicht durch die Herstellung von

Verdauungsenzymen überlastet, sondern hat sozusagen freiwerdende Kapazität, um all die anderen Enzyme zu bilden, die für die Erhaltung oder Wiederherstellung unsere Gesundheit notwendig sind.

Der amerikanische Enzymforscher *Dr. Edward Howell* hat in seiner bewunderungswürdigen Forschungsarbei festgestellt, daß jeder von uns ein bestimmtes Enzympotential mitbringt, das im Laufe des Lebens aufgebraucht wird.

Ist dieses Potential verbraucht, dann geht das Leben zu Ende.
Howell gebraucht ein anschauliches Bild dafür. Er sagt, daß unser Enzympotential wie ein ererbtes Guthaben auf unserem Bankkonto ist.
Enzymarme Kost bedeutet, daß wir unser Guthaben vor der Zeit aufbrauchen, mit den nachteiligen Folgen eines Verlustes an Vitalität.
Zum Glück können wir unser Enzym-Konto durch Nahrungsenzyme auffüllen, die wir unserem Organismus durch geeignete unerhitzte, unverarbeitete Kost oder durch entsprechende Enzym-Präparate zuführen. Unse Guthaben steigt wieder.

Dr. Howell hielt diese Gesetzmäßigkeit für so grundlegend, daß er sie in einem Satz zusammenfaßte, den er als das Enzym-Ernährungs-Axiom bezeichnet hat. Dieser Satz lautet:

„Die Lebensdauer eines Organismus verhält sich umgekehrt proportional zum Verbrauch seines Enzympotentials. Die vermehrte Zufuhr von Nahrungsenzymen bewirkt eine entsprechende Verringerrung im Verbrauch des körpereigenen Enzympotentials."

Viele Menschen haben mittlerweile die Bedeutung von Vitaminen, Spurenelementen und anderen Mikronährstoffen für die Erhaltung ihres Wohlbefindens erkannt.

Diese Substanzen sind, wie wir gehört haben, oft Bestandteil von Enzymen und Enzymsystemen und das ist der eigentliche Grund dafür, daß sie gesundheitsför-

dernde Wirkungen haben.
Die gleiche Aufmerksamkeit verdienen die Nahrungsenzyme, die wir durch Rohkost oder Supplementierung mit Enzyme-Präparaten aufnehmen, um unser lebensspendendes und lebensverlängerndes Enzympotential zu erhalten.

Amylase

Amylasen sind Enzyme, die im Verdauungstrakt die Stärkemoleküle in kleinere (niedermolekulare) Bestandteile wie Maltose zerlegen, die erst in dieser Form für die körpereigene Verwertung verfügbar sind.
Amylasen erleichtern also die Verdauung von Kohlenhydraten und sind deshalb gewöhnlich Bestandteil von Nährstoff-Präparaten zur Verdauungshilfe.

Bromelain

Bromelaine sind eiweißspaltende Enzyme, die aus der Ananaswurzel gewonnen werden.
Ihre verdaunngsfördernden, entzündungshemmenden und muskelentspannenden Eigenschaften sind seit langem bekannt und werden seit den 50er Jahren auch therapeutisch genutzt, z.B.

- um die Resorption von Antibiotika und die Wundbehandlung zu beschleunigen,
- Magengeschwüre zu verhüten,
- Entzündungen der Nebenhöhle zu lindern,
- den Appetit zu zügeln und
- Wehen zu verkürzen.

Bromelain wird auch bei Sportverletzungen eingesetzt, z.B. bei Prellungen oder Entzündungen der Gelenke.
Es verkürzt die Heilungszeit beträchtlich.

Die vorliegenden Erkenntnisse über die günstigen Wirkungen von Bromelain auf das Herz und die Gefäße verdanken wir vor allem den Veröffentlichungen von des kürzlich verstorbenen Dr. Hans A. Nieper, der Bromelain zusammen mit Carnitin und Mineralstoffen in der Kardiologie einsetzt.

Dr. Nieper, eine weltbekannte medizinische Kapazität und beeindruckende Persönlichkeit, hat immer wieder darauf hingewiesen, daß diese Enzyme die Verklumpung der Blutplättchen verhindern können.
Dies ist eine sehr erwünschte Wirkung, denn die Verklumpung von Blutplättchen führt ja zu dem Belag auf der Arterienwand, der gefürchteten Plaque, mit der die Arteriosklerose beginnt.

Dr. Nieper war demgemäß immer überzeugt, daß durch intensive Langzeittherapie mit Bromelain die Korornargefäße von innen gewissermaßen durchgeputzt werden.

Die kardiovaskuläre Wirkung von Broemlain tritt bei der Tagesdosis von ca. 1.500 mg ein.

Darüberhinaus hat Bromelain die Fähigkeit, die Bildung des entzündungsfördernden Prostaglandins Thromboxan zu hemmen, weswegen es sich auch zur Behandlung der rheumatoiden Arthiritis eignet.

Die entzündungshemmenden Eigenschaften von Bromelain kommen auch ins Spiel, wenn es um die Besserung von Colitis ulcerose und anderen entzündlichen Darmerkrankungen geht.

Diese Wirkungen entfalten sich am besten, wenn Bromelain auf nüchternen Magen genommen wird. Verdauungsfördernd ist das Enzym, wenn es zusammen mit Speisen verzehrt wird.

Lipase

Lipasen sind Verdauungsenzyme, die gewöhnlich in der Bauchspeicheldrüse, aber auch im Dünndarm gebildet werden und für die Verdauung von Fettsäuren eine wichtige Rolle spielen.

Sie spalten Triglyzeride in Glyzerin und freie Fettsäuren.

Die in Enzym-Präparaten enthaltenen Lipase-Enzyme entlasten die körpereigene Produktion von fettspaltenden Enzymen und erleichtern so die Verdauung von aufgenommen Nahrungsfetten.

Papin

Die Papaya ist eine exotische Frucht mit besonders wertvollen proteolytischen (eiweißspaltenden) Enzymen.
Sie ist eine äußerst wertvolle Enzymquelle.

Das Papaya-Enzym Papain fördert die Verdauung von Eiweiß und regt den Stoffwechsel an.

Coenzym Q 10 (Ubichinon)

Das Co-Enzym Q 10 (Ubichinon) ist - streng genommen - kein (vollständiges) Enzym, sondern eher ein Vitamin.
Es ist ein Vitaminoid, eine vitaminähnliche Substanz also, die sich mit bestimmten Eiweiß-Molekülen zu Enzymen verbinden kann.

Coenzym Q 10 ist in den letzten Jahren auch bei uns in Deutschland recht bekannt geworden.
Diese Bekanntheit ist berechtigt, denn es handelt sich um einen für die Energieproduktion der Zellen

und für die Herzleistung sehr wichtigen Nährstoff.
Inzwischen gibt es eine große Zahl von wissenschaftlichen Untersuchungen, nicht nur aus Japan, wo die längsten Erfahrungen vorliegen, sondern auch aus Amerika und Europa, wo das Coenzym Q 10 inzwischen seinen Siegeszug angetreten hat und täglich von vielen Millionen Menschen verwendet wird.

Q 10 ist ein körpereigener Stoff und spielt vor allem im Stoffwechsel der Zellen - es ist in jeder Zelle vorhanden - eine wichtige Rolle und ist unentbehrlich für ein kräftiges Immunsystem.
Mangel, der vor allem bei altersbedingtem Nachlassen der körpereigenen Produktion von Q 10 auftreten kann, äußert sich in:

- Erkrankungen des Herzens und der Gefäße,
- Bluthochdruck,
- Diabetes oder auch
- Zahnbetterkrankungen.

Vor allem die günstige Wirkung von Q 10 auf die Herzleistung ist wissenschaftlich nachgewiesen.

In einer Studie von S. A. Mortensen mit Patienten, die an Herzinsuffizienz litten, zeigten sich so gute Erfolge, daß 8 von 12 Patienten, die auf Digitalis und Diuretika nicht ansprachen, eine deutliche Besserung verzeichneten, nachdem sie vier Wochen mit Tagesdosen von 100 mg Coenzym Q 10 behandelt worden waren.
Ähnlich günstige Resultate zeigten sich auch bei Herzrhythmusstörungen und bei Kardiomyopathien.

Meist wird bei einer Nährstoff-Therapie von Herzkranken das Co-Enzym A 10 mit anderen Nährstoffen kombiniert, die sich bei Herzleiden bewährt haben. Dazu zählen vor allem

- Carnitin,
- Seefischöle,
- Magnesium,
- Bromelain und
- Knoblauch.

Die größten körpereigenen Vorräte an Q 10 haben wir, wenn wir 20 Jahre alt sind. Später sinken die Spiegel auf die Hälfte oder weniger.

Eine tägliche Zufuhr von ca. 100 mg bei über 40-jährigen ist empfehlenswert;
die Menge bei gesundheitlichen Problemen, insbesondere Herzinsuffizienz, liegt zwischen 200 und 400 mg täglich.

In jüngster Zeit erregen Untersuchungen von dänischen Ärzten Aufsehen, die über ihre Erfolge bei der Behandlung von Krebspatienten mit hochdosiertem Co-Enzym Q 10 berichteten. Die tägliche Dosis lag bei etwa 400 mg. Der Wirkmechanismus ist noch weitgehend unklar, doch ist zu vermuten, daß die Selbstheilungskräfte der Patienten durch den verbesserten Zellstoffwechsel, die höhere Energieproduktion und Herzleistung so stark angeregt wurden, daß es zu der berichteten Remission der Krebszellen kommen konnte.

Phyto-Nutrienten

Gesundheitsfördernd wirken nicht nur die Nahrungsinhaltsstoffe, die wir als Mikronährstoffe kennengelernt haben.
Besonders unsere Nahrungspflanzen enthalten eine unglaubliche Vielzahl weiterer Substanzen, die - als nicht-nutritive Inhaltsstoffe - zwar keinen Nährstoff-Charakter haben, wohl aber eine eigenständige gesundheitsfördernde Wirksamkeit.
Diese Substanzen werden sekundäre Pflanzenstoffe genannt.

Sekundäre Pflanzenstoffe

Die Kenntnisse über die sekundären Pflanzenstoffe haben in jüngster Zeit außerordentlich stark zugenommen. Das liegt vor allem an der in den letzten 10 bis 20 Jahren unglaublich fortgeschrittenen technischen Verfeinerung der Nachweismethoden, und zwar sowohl in den Pflanzen selbst als auch für ihre Wirkungsweise im menschlichen Körper.

Die Erforschung dieser Stoffe ist ein großes Puzzle-Spiel.

Denken Sie, daß die Menge von nur ungefähr 1,5 g sekundären Pflanzenstoffen, die wir bei einer gemischten Kost täglich aufnehmen, schon aus 5.000 - 10.000 verschiedenen Substanzen besteht. Allein im Weißkohl hat man bisher 49 verschiedene sekundäre Pflanzenstoffe identifizieren können!

Sekundäre Pflanzenstoffe, chemisch sehr unterschiedliche Verbindungen, werden von den Pflanzen gebildet, um Schädlinge und Krankheiten - und die gefährliche UV-Strahlung - abzuwehren, aber auch als Farb-, Duft- und Geschmacksstoffe und als Wachstumsregulatoren.

Sie sind seit Beginn der Menschheitsentwicklung Bestandteil unserer Nahrung, und zwar der Teil, dessen Bedeutung für unsere Gesundheit und Leistungsfähigkeit wir erst jetzt besser bewußt begreifen lernen.

Essentielle Nährstoffe und die bioaktiven Substanzen ergänzen sich in ihrer Wirkung.
Dieser sich gegenseitig verstärkende und das Wirkungsspektrum häufig erweiternde Effekt wurde von *R. M. Whittaker* anschaulich so beschrieben:

„Wenn anorganische und rganische Nährstoffe das Gewebe eines Stoffes darstellen, bewirken die sekundären Pflanzenstoffe Farben und Muster des Gewebes."

Sekundäre Pflanzenstoffe in Nahrungspflanzen

Wir wollen an einigen Gemüsepflanzen und Kräutern sehen, welche „Farben und Muster" sich im einzelnen bereits ergeben haben.

Das Gesamtbild, das aus diesen Farben und Mustern entsteht, ist noch keineswegs abgeschlossen. Weitere intensive Forschungsarbeit wird notwendig sein, um die bisherigen Erkenntnisse zu untermauern und zu vervollständigen

Brokkoli

Seit die systematische Erforschung der sekundären Planzenstoffe begonnen hat, richtete sich ein Hauptaugenmerk auf mögliche krebsverhütende (antikarzinogene) Eigenschaften der untersuchten Substanzen.

Inzwischen sind solche Pflanzenwirkstoffe gefunden worden: Sulforaphan, das in hohen Konzentrationen in Brokkoli vorkommt und die verschiedenen Indole, die ebenfalls reichlich in Brokkoli und anderen Kohlarten enthalten sind.

Indole mindern das Risiko der Entstehung hormonabhängiger Karzinome, beispielsweise von östrogenabhängigem Brustkrebs. Sie tun dies, indem sie die Entstehung krebsfördernder (karzinogener) Substanzen im Körper verhindern oder solche gefährlichen Substazen in harmlose Varianten umwandeln.

Indole steigern auch die Aktivität bestimmter Entgiftungs-Enzyme in der Leber, die krebsfördernde (karzinogene) Substanzen abbauen.

Meerrettich

Viele von Ihnen werden den Meerrettich, der einem, roh gerieben, die Tränen in die Augen treibt, auch als ein bewährtes Hausmittel kennen, das Ihnen Ihre Großmutter bei verstopfter Nase, Erkältung, Grippe und Nebenhöhlenentzündung empfohlen hat.

Und die Großmutter hatte recht.

Meerrettich enthält, wie Garten- und Kapuzinerkresse, sekundäre Pflanzenstoffe, die Senföle, die antimikrobiell wirken. Erwiesen ist das für bestimmte Bakterien (wie E. coli) und sogar bei Virusinfektionen.
Hier wurde festgestellt, daß das Senföl die Virusvermehrung durch eine Beeinträchtigung des Virusstoffwechsels hemmte.
Senföle sind besonders wirksam bei Infektionen der Harnwege (10 - 40 g Meerettichwurzeln, roh verzehrt, liefern die für eine wirksame Behandlung benötigte Menge an Senfölen) und wird besonders Menschen mit erhöhter Anfälligkeit zur Vorbeugung auch anderer mikrobieller Infektionen (wie Erkältungen) empfohlen.

Möhren, Spinat

Diese heimischen Gemüsesorten sollen hier exemplarisch stehen, weil sie die besten Nahrungsquellen für die bekannteste Gruppe der sekundären Pflanzenstoffe sind, die Carotinoide.
Jeder kennt Beta-Carotin, das populärste Mitglied der großen Carotinoid-Familie.
Wir haben seine gesundheitsfördernden Eigenschaften schon bei den Vitaminen besprochen, weil Beta-Carotin als Pro-Vitamin A heute (fast) selbst Vitamin-Status besitzt.
Es gibt etwa 600 verschiedene Carotinoide, deren physiologische Funktionen - wie sich an den wenigen bisher genau er-

forschten zeigt - sich sehr voneinander unterscheiden können.
Allein diese Zahl kann eine Ahnung davon geben, daß es noch eine Weile dauern wird, bis die spezifischen Eigenschaften der einzelnen Carotinoide erfaßt sind.

Die *Nährstoff-Forscher Bendich und Olson* haben indessen 1989 die gemeinsamen Schutzwirkungen der Carotinoide zusammengefaßt.
Danach steht an erster Stelle ihre Wirkung als Antioxidantien und Stimulatoren des Immunsystems. Es folgen die tumorhemmenden Eigenschaften, im einzelnen belegt durch:

- eine Verringerung der Häufigkeit lichtinduzierter Tumore,
- die Hemmung von Erbgutveränderungen (Mutagenese),
- die Hemmung der Tumorentwicklung und die
- Verhinderung von Zellkernschädigungen.

Paprika

Paprika enthält mit seinen Carotinoiden und den Vitaminen A und C wertvolle antioxidative Mikronährstoffe.
Womöglich der interessanteste Inhaltsstoff ist jedoch das Capsaicin, eine bioaktive Substanz, die dem Paprika seine Schärfe gibt.
Capsaicin regt die Bildung von Endorphinen an, den körpereigenen „Glückshormonen".
Endorphine sorgen für Wohlbehagen und dämpfen Schmerz- und Streßreaktionen.
Capsaicin hilft auch, die Zahl der Thrombozyten (Blutplättchen) zu senken, wodurch das Risiko von Gerinnseln in den Blutgefäßen vermindert wird.
Und Capsaicin ist nicht zuletzt der Freund aller Übergewichtigen mit trägem Stoffwechsel:
Es hat „thermogene" Eigenschaften, d.h. es bringt den Stoffwechsel so auf Touren, daß mehr Kalorien verbrannt und nicht - als unerwünschte Fettpolster - im Gewebe eingelagert werden.

Petersilie

Wir alle täten besser daran, mehr Petersilie zu essen, als damit nur unsere kalten Platten zu verzieren. Petersilie ist ein wahres Vitalstoff-Kraftpaket, wenn es um die Stärkung der Immunabwehr geht.
Ein paar Zweige enthalten soviel Vitamin A wie ein Teelöffel Fischleberöl und 2 - 3 mal soviel Vitamin C wie eine ganze Orange.

Petersilie hat mehr Histidin als jede andere Gemüsesorte und von dieser Aminosäure ist bekannt, daß sie die Tumorentwicklung im Körper hemmen kann.

In dem hier erörterten Zusammenhang mit den sekundären Pflanzenstoffen ist Petersilie der Repräsentant für Chlorophyll.
Das natürliche Blattgrün der Pflanzen ist als Entgifter des Organismus, als natürliches Deodorant und Mittel gegen schlechten Atem bekannt, doch nun scheint sich die von einigen Forschern schon lange geäußerte Vermutung zu bestätigen, daß Chlorophyll auch beträchtliche antikarzinogene Eigenschaften hat.
In kürzlich durchgeführten Versuchen wurde erstmals eine tumorhemmende Wirkung durch Chlorophyll bei Leberkrebs nachgewiesen, der durch das Pilzgift Aflatoxin B 1 ausgelöst war.

Sellerie

In Sellerie, einer der ältesten Gemüsesorten, die auf der Erde existieren, herrscht eine andere Gruppe sekundärer Pflanzenstoffe vor, die Phtalide.
Man findet sie in den Stengeln und Blättern sowie reichlich in den Selleriesamen. Die Phtalide scheinen vor allem einen beruhigenden und harmonisierenden Effekt auf den Organismus zu haben, besonders für das Verdau-

ungssystem. Sellerie wirkt erleichternd bei Verkrampfungen in diesem Bereich, bei Blähungen und Verstopfungen und unterstützt - entwässernd - die Arbeit der Nieren.

Grüner Tee

Kein Genußmittel enthält mehr sekundäre Pflanzenstoffe als der Grüne Tee. Die wichtigsten im Grünen Tee vertretenen Gruppen sind die Polyphenole (mit einem Anteil von 20 - 30%) und die Saponine.
Polyphenole wirken als Radikalfänger und sie haben die Fähigkeit, mit giftigen Schwermetallrückständen im Körper chemische Verbindungen (Chelate) einzugehen und sie dadurch zu neutralisieren.

Saponine haben eine cholesterinsenkende Wirkung. Sie verringern den Anteil des gefährlichen LDL-Cholesterins im Blut.

Beide Stoffgruppen, die Polyphenole und die Saponine, sind an der Verbesserung der Fließeigenschaften des Blutes beteiligt.

Die eindrucksvollen vorbeugenden und gesundheitsfördernden Effekte von Grünem Tee sind vor allem im asitatischen Raum Gegenstand zahlreicher wissenschaftlicher Studien.

Diese Untersuchungen belegen immer wieder die günstigen Wirkungen des Grünen Tees u.a. bei:

- Herz-Kreislauf-Erkrankungen
- Zahn- und Knochenschäden,
- Erkrankungen des Mund- und Rachenraums,
- Verdauungsbeschwerden,
- Pilzerkrankungen der Haut und
- in der Krebsvorsorge.

Als alkalisches Getränk neutralisierte Grüner Tee Säuren im Mageninneren und schützt die Magenwände.

Grüner Tee enthält neben Vitaminen der B-Gruppe und C einen bedeutenden Anteil, nämlich 4 - 6%, an Mineralstoffen und Spurenelementen, darunter Kalium, Mangan und das in Lebensmitteln selten vorkommende natürliche Fluorid.

Dieses Spurenelemt stabilisiert Zähne und Knochen und hilft bei der Vorbeugung gegen Karies und Osteoporose.

Gerbstoffe und Flavonoide des Grünen Tees hemmen das Wachstum schädlicher Bakterien, die am Aufbau von Zahnbelägen beteilgt sind und unterstützen die Heilung bei Entzündungen des Mund- und Rachenraums.

Bioflavonoide

Eine große Gruppe der sekundären Pflanzenstoffe bilden die Flavonoide.

Sie gehören zu den Pflanzenpigmenten, die vielen unserer Pflanzenblüten und -blättern ihre Färbung geben.

Es gibt etwa 4.000 davon. Nicht alle haben eine biologische Aktivität. Für die bioaktiven Flavonoide hat sich der Begriff *Bioflavonoide* eingebürgert.

Die Bedeutung der Bioflavonoide für die meschliche Gesundheit wurde schon verhältnismäßig früh, in den 30er Jahren, erkannt. Damals wurden die Bioflavonoide sogar zeitweilig als echte Vitamine angesehen und galten als Vitamin P.

Die natürlichen Flavonoide der Pflanzen zählen zu den Substanzen, die den Oxidations-Stoffwechsel der Zellen beeinflussen. Für Präparate werden sie meist aus Hagebutten und der weißen Schalenhaut von Zitrusfrüchten gewonnen, die besonders reich an Bioflavonoiden ist.

Zu den wichtigsten Bioflavonoiden zählen Hesperidin, Rutin und das mit Rutin eng verwandte Quercetin.

Man sollte Vitamin C nicht allein als Ascorbinsäure zu sich nehmen, sondern immer in Verbindung mit Bioflavonoiden, wie es natürlicherweise ja auch der Fall ist, wenn man z.B. Obst ißt.

Sie erinnern sich:
Die Bioflavonoide verhindern, daß das Vitamin C im Körper oxidiert wird.

Umgekehrt fördert Vitamin C die biologische Wirksamkeit der Bioflavonoide und schützt sie vor Zerstörung. (Das ist ein schönes Beispiel für die überall anzutreffende wirkungssteigernde Interaktion zwischen Vitalstoffen.)

Zu den wichtigsten Eigenschaften der Bioflavonoide gehört ihre Fähigkeit, die Ausschüttung von Histamin im Körper zu hemmen. Bioflavonoide sind natürliche Antihistaminika. Dies ist vor allem bei allergischen Reaktionen von größtem Interesse, denn die allergische Reaktion wird ja durch eine übermäßige Freisetzung von Histamin ausgelöst.

Bioflavonoide wirken darüberhinaus günstig bei Bluthochdruck und zeitweiliger Mangeldurchblutung des Herzens.

Sie helfen, die Kapillargefäße elastisch zu halten und stärken das Bindegewebe.

Spezifische Wirkungen von seit langem als bioaktiv bekannten Pflanzen wie Ginkgo biloba, Weißdorn, Heidelbeeren, Grünem Tee oder dem Extrakt aus Traubenkernen sind hauptsächlich auf die in ihnen vorhandenen Flavonoide zurückzuführen

Sekundäre Pflanzenstoffe in Vitalstoff-Präparaten

Nehmen Sie diese wenigen Beispiele als - exemplarischen - Einblick in eins der faszinierendsten Forschungsgebiete der Gegenwart.

Wir können mit Sicherheit in diesem Bereich noch viele aufregende Entdeckungen erwarten, die unsere Kenntnisse über den Zusammenhang zwischen Nahrung und Gesundheit erweitern - und vielleicht sogar revolutionieren - werden.

Man sollte meinen, daß eine so vielversprechende Stoffgruppe mit so vielfältigen günstigen gesundheitlichen Wirkungen auch in Deutschland beträchtliche Forschungsaktivitäten hervorruft.

Leider ist das bei uns nur in Ansätzen der Fall, im Gegensatz zu den U.S.A.

Dort unterstützt beispielsweise das National Cancer Institut ein 5-Jahres-Programm zur Erforschung der antikanzerogenen Wirkung von sekundären Pflanzenstoffen mit 50 Mio. Dollar.
An der Universität von Illinois in Chicago wurde eine eigene Datenbank aufgebaut, die mittlerweile über 50.000 Publikationen über die gesundheitlichen Wirkungen von sekundären Pflanzenstoffen umfaßt.

Wir sagten schon, daß sich essentielle Nährstoffe und sekundäre Pflanzenstoffe in ihrer Wirkung verstärken.

Das liegt schon deshalb nahe, weil sie in in ihrem natürlichen Zusammenhang, als Inhaltsstoffe von Nahrungsmitteln auch nicht isoliert, sondern immer im Verbund auftreten.

Bei der Herstellung von Vitalstoff Präparaten wird dieser Sachverhalt immer stärker berücksichtigt.

Es wird Ihnen auffallen, daß die fortschrittlichsten Vitalstoff-Komplexe Extrakte aus Nahrungspflanzen - häufig den hier beschriebenen - enthalten.
Dadurch wird eine Synergie erreicht, die sich die Natur zum Vorbild nimmt.

Weitere bioaktive Substanzen in Vitalstoff-Präparaten

Gute Vitalstoff-Präparate nutzen auch die Fähigkeit weiterer bioaktiver Substanzen zur Interaktion mit den Mikronährstoffen.
Auf diese Weise kann z.B. die Verwertung im Körper verbessert werden.
Es kommt ja letztenendes nicht darauf an, wieviel Vitamine Sie zu sich nehmen, sondern wieviel davon im Körper verwertet werden kann.

Abgesehen von ihren eigenen gesundheitsfördernden Wirkungen kann also der - als Bioverfügbarkeit bezeichnete - Grad der Verwertung essentieller Nährstoffe durch die Anwesenheit bestimmter bioaktiver Substanzen in einem Präparat deutlich verbessert werden.

Ein gutes Beispiel sind Verdauungsenzyme. Präparate, die Ananas-Extrakt (mit dem eiweißspaltenden Enzym Bromelain) oder den Extrakt aus Äpfeln (mit dem Ballaststoff Pektin) und Papaya (mit dem Enzym Papain) enthalten, unterstützen die gesunde Verdauung und fördern zugleich die Aufnahme der Nährstoffe.

Ähnliches gilt für bioaktive Substanzen in Kräutern und Gewürzen, z. B. Pfefferminze oder Fenchelsamen.

Pfefferminze stimuliert die Magensäfte und beruhigt den Darm bei Irritationen.

Fenchelsamen wird seit Jahrhunderten bei Blähungen eingesetzt und regt den Appetit an.

Die in der Heidelbeere vorhandenen bioaktiven Substanzen unterstützen das Vitamin A bei der Erhaltung der Sehkraft und bei Nachtblindheit.
Sie helfen bei der im Alter häufigen Degeneration der Makula und beschleunigen, wie das Vita-

min, die Bildung von Seh-Purpur, einer Substanz, die für gutes Sehen erforderlich ist.

Andere bioaktive Substanzen der Heidelbeere unterstützen das Vitamin C bei der Infekt-Abwehr, besonders bei Blasenentzündungen, indem sie die Festsetzung der Bakterien an der Innenwand der Blase und in den Harnleitungen verhindern.

Guarana,

eine bioaktive Substanz aus dem Samen einer südamerikanischen Liane, ist in manchen Vitalstoff-Präparaten enthalten, weil es eigene günstige Wirkungen auf das Allgemeinbefinden hat, besonders auf Energiehaushalt und Energieverwertung.
Guarana wirkt anregend und belebend und steigert die allgemeine Leistungsfähigkeit, geistige Wachheit und Konzentrationsvermögen.

Algen in Vitalstoff-Präparaten

Die Formeln moderner, auf synergistische Verstärkung angelegter Nährstoff-Komplexe enthalten immer häufiger auch Algen, von der kleinen, bekannten Süßwasseralge Spirulina, die heute für Ernährungszwecke kultiviert wird, bis hin zu den mächtigen Meerwasseralgen wie Blasentang, die durch ihre Robustheit und Lebenskraft imponieren.

Algen gehören wegen ihrer unvergleichlichen Nährstoffdichte zu den besten natürlichen Vitalstoffquellen.
Die Spirulina-Alge beispielsweise enthält neben Vitaminen und Mineralstoffen alle essentiellen Fettsäuren, alle essentiellen Aminosäuren, Enzyme, Cholophyll und zwölf verschiedene Carotinoide.

Die Nähstoffdichte einer Nahrung ist heute zu einem der wichtigsten Kriterien für ihren Nutzen geworden.

Der Schmied vor 200 Jahren bekam seine Vitalstoffe, weil er riesige Portionen verzehrte, um seinen Energiebedarf zu decken.
Dieser Bedarf lag vielleicht, bei seiner schweren körperlichen Arbeit, zwischen 5.000 und 6.000 kcal. am Tag.

Heute ist die Situation völlig anders. Wir reduzieren unsere Kalorienzufuhr auf vielleicht 1.000 oder 1.500 kcal, weil damit unser Bedarf völlig abgedeckt ist. Wir nehmen wahllos nur noch einen Bruchteil der früher zur Deckung des Energiebedarf erforderlichen Nahrungsmenge auf - und natürlich dementsprechend weniger Vitalstoffe.

So suchen die Ernährungs-Forscher nach Nahrungsmitteln mit hoher Nährstoffdichte, die kalorienarm sind, aber möglichst viele verschiedene Mikronährstoffe in hoher Konzentration aufweisen.

Algen - und die Sprossen von jungen Getreideblättern - sind die besten Quellen, die man bisher gefunden hat.

Algen sind auch wegen des wesentlich geringeren Schadstoffrisikos für unsere heute Ernährung von großen Nutzen.

Algen stehen - als eine der ältesten Lebensformen auf unserem Planeten - nicht nur am Anfang der Evolution des Lebens auf der Erde, sondern auch am Anfang der gesamten Nahrungskette.

Sie sind Ur-Nahrung im wahrsten Sinne des Wortes.

Je ursprünglicher die Nahrung ist, die wir verzehren, desto geringer muß zwangsläufig ihr Anteil an Schadstoffen sein.

Algen als die Ur-Nahrung schlechthin minimieren das Risiko, belastende oder gesundheitsschädliche Stoffe aufzunehmen, wie sie in Nahrung aus späteren Stufen der Nahrungskette (z.B. Fleisch) oder stark verarbeiteten Nahrungsmitteln vorkommen.

Der Umgang mit Vitalstoff Präparaten

Es genügt nicht zu wissen, man muß auch tun.
J. W. von Goethe

Die tägliche Grundversorgung

Sie haben die wichtigsten Vitalstoffe kennengelernt und das, was diese Stoffe für die Erhaltung oder Wiederherstellung Ihrer vollen körperlichen und geistigen Leistungsfähigkeit tun können.

Sie durchschauen, daß die „ausgewogene Mischkost" sich heutzutage als Mythos erweist und die tägliche Nahrung allein, selbst bei besten Bemühungen, Ihren Vitalstoffbedarf nicht mehr abdecken kann.

Es ist dann keine Frage mehr, ob Sie Ihre Nahrung durch Vitalstoff-Präparate ergänzen sollten, sondern wie.

Fangen Sie damit an, sich täglich zusätzlich zu Ihrer Kost, die möglichst vollständig aus biologischem Anbau stammen und weitgehend naturbelassen und wenig verarbeitet sein sollte, ein Multi-Nährstoff-Präparat für Ihre Versorgung mit Vitaminen und Mineralstoffen zu nehmen.

Sie können kaum etwas Wirkungsvolleres für Ihre Gesundheit tun und Sie werden es rasch selber merken.

Ich gebe Ihnen nachstehend eine Aufstellung über die wünschenswerten Mengen der einzelnen Nährstoffe, die Sie täglich zusätzlich nehmen sollten.
Wählen Sie für Ihre tägliche Grundversorgung mit Vitalstoffen ein Multi-Präpat, daß die meisten dieser Mikronährstoffe enthält.

Kaufen Sie aber keine Billig-Produkte und keine Brausetabletten.

Richten Sie die Dosierung Ihres Präparats nun so ein, daß Sie in etwa auf die oben angegebenen Mengen kommen.

Der kleinste Wert der in der Aufstellung empfohlenen Zufuhr bezieht sich auf Personen mit geringem Gewicht, der höchste Wert auf schwergewichtige Personen oder solche mit Therapiebedarf. Man teilt die Tagesdosis gewöhnlich in drei Teile, die man zu den Hauptmahlzeiten nimmt.

Sie müssen sich nicht sklavisch an die folgenden genannten Tagesdosierungen halten. Sie sind nur eine allgemeine Richtschnur. Tastsächlich ist der Vitalstoffbedarf von Person zu Person sehr unterschiedlich.
Sie schützen Ihre Gesundheit auch dann wirkungsvoll, wenn Sie nicht immer die maximalen Mengen zuführen, aber lassen Sie keinen Tag aus.
Am besten fahren Sie, wenn Sie sich mit der Zeit auf Ihren individuellen Bedarf einstellen.
Wichtiger als die Dosierungshöhe der einzelnen Inhaltsstoffe in Ihrem Multi-Präparat ist die Menge der darin enthaltenen verschiedenen Vitalstoffe. Je breiter Ihr Präparat angelegt ist, je vollständiger es die essentiellen Mikronährstoffe enthält, desto besser.

Natürliches Beta-Carotin, Vitamin-A-Aktivität	3.000 - 6.000 i.E.
Vitamin A	1.500 - 3.000 i. E.
Vitamin B 1	30 - 60 mg
Vitamin B 2	25 - 50 mg
Vitamin B 3	0 - 150 mg
Vitamin B 5	75 - 200 mg
Vitamin B 6	30 - 60 mg
Vitamin B 12	200 - 250 mcg
Folsäure	400 - 800 mcg
Biotin	200 - 500 mcg
Vitamin C	500 - 1.000 mg, vorzugsweise Ester C
Vitamin D	90 - 180 i. E.
Vitamin E	150 - 300 i. E.
Calcium	300 - 600 mg
Chrom	150 - 300 mcg
Kupfer	600 - 1.200 mcg
Magnesium	200 - 400 mg
Selen	100 - 240 mcg
Zink	25 - 50 mg
Bioflavonoide	500 - 1.000 mg

Auch das beste Multi-Präparat kann nicht alle Mikronährstoffe in optimaler Dosierung enthalten.

Abgesehen davon, daß die Tabletten oder Kapseln dann den Umfang von Tennisbällen annehmen würden - was auf Dauer die Gutwilligkeit selbst der glühendsten Vitamin-Fans überstrapazieren dürfte - hat es sich als praktisch erwiesen, die Multi-Präparate auf die Abdeckung der Basis-Versorgung zu beschränken.

Einerseits hat man als Verwender dadurch die Gewißheit, das Nötige getan zu haben, andererseits ergänzen die meisten Kenner die Basis-Versorgung ohnehin - je nach den persönlichen Bedürfnissen - mit weiteren Nährstoff-Präparaten.

Das ist beispielsweise zusätzliches Vitamin C, oder - bei Frauen - oft zusätzliches Calcium.

In Streßphasen mögen mehr B-Vitamine angebracht sein, für alte Menschen mehr Selen oder andere Antioxidantien usw.

In den meist pulverförmigen Multi-Präpaten fehlen auch immer die (öligen) essentellen Fettsäuren, die aber ebenfalls zur täglichen Grundversorgung gehören. Man nimmt dafür am besten Fischöl-Kapseln oder auch 2 Teelöffel Leinöl.

Sie behalten die tägliche Grundversorgung auch bei, wenn Sie bestehende Gesundheitsprobleme mit Mikronährstoffen angehen wollen.

Nehmen wir an, Sie brauchen für die Regulierung Ihrer dramatischen Blutzuckerschwankungen täglich 350 mcg Chrom. Dann prüfen Sie, wieviel Chrom in Ihrem Multi-Präparat enthalten ist (z.B. 50 mcg) und ergänzen die fehlende Menge durch das Chrom-Präparat. Enthält das Einzelpräparat 100 mcg Chrom pro Tablette, dann ergeben 3 Tabletten plus 50 mcg aus Ihrem Multi-Präparat die benötigte Tagesmenge.

Denken Sie daran, daß alle Mikronährstoffe - auch als Einzelsubstanzen - am besten wirken, wenn alle anderen Vitalstoffe im Körper anwesend sind.

Gezielte Ernährung

In der Vergangenheit, vom Beginn der menschlichen Entwicklung bis noch vor 150 Jahren, haben die Menschen gegessen, ohne recht zu wissen, was die Inhaltsstoffe der Nahrung in ihrem Körper bewirkten.

Dann erkundeten Forscher wie *Justus Liebig* und andere die physiologische Bedeutung der energiespendenden Makronähr-stoffe wie Kohlenhydrate oder Fette.

Das hatte große und positive Auswirkungen auf die Ernährungssituation, denn nun konnte die kalorische Versorgung der Bevölkerung gezielt verbessert werden und die Perioden von Not und Hunger, der kalorischen Unterversorgung also, verschwanden.
Noch konnte kein Wissenschaftler die Bedeutung der Mikronährstoffe erklären, weil niemand von ihrer Existenz wußte. Die Vitamine taten ihre stille Arbeit im Körper, unbewußt in den dunklen Tiefen unserer Leiblichkeit. Die Tätigkeit dieser wunderbaren Substanzen rückte erst am Ende des vergangenen Jahrhunderts langsam in den Blickpunkt des wissenschaftlichen Interesses.

Ihre systematische Erforschung erfuhr ihre heutige Dynamik erst in den letzten Jahrzehnten. Die Nährstoff-Wissenschaft ist also eine sehr junge Wissenschaft - und die gegenwärtigen Forschungsaktivitäten lassen auch für die Zukunft noch viele aufregende Erkenntnisse erwarten.

Zusammengefaßt besagen die Resultate der Erforschung der Mikronährstoffe, daß optimale Gesundheit und Widerstandskraft gegen Erkrankungen dann erreicht werden, wenn möglichst alle Mikronährstoffe in optimaler Menge und Konzentration im Organismus vorhanden sind.

Und zweitens: Mit der gezielten Zufuhr dieser Substanzen kann die Gesundheit entscheidend verbessert, Vitaltiät und Leistungsfähigkeit erhalten, das Altern verzögert sowie die Lebensdauer verlängert werden.

All dies hat eine große praktische Bedeutung für uns.
Denn zum ersten Mal in der Menschheitsgeschichte können wir dieses Wissen für unsere persönliche Gesundheitsvorsorge anwenden.

Gezielte Ernährung, die optimale Versorgung mit Vitalstoffen, erlaubt eine präzise Abstimmung auf die sehr verschiedenen Lebenssituationen.
Kinder haben einen anderen Nährstoffbedarf als alte Menschen, Schwangere einen anderen als Leistungssportler.

Auf diesen Sachverhalt haben sich die Hersteller von Vitalstoff-Präparaten eingestellt. Die besten, nach dem heutigen Wissensstand entwickelten Vitalstoff-Präparate sind so formuliert, daß sie diese unterschiedlichen Bedürfnisse der Verwender genau berücksichtigen.
Diese Präparate enthalten die nötigen Stoffe in bedarfsgerechter Menge und Konzentration und in einer Zusammensetzung, die die Wirkung und Verwertbarkeit der einzelnen bioaktiven Substanzen synergistisch steigert.

Gezielte Nährstoffzufuhr bei Erkrankungen

Eure Nahrungsmittel sollen Eure Heilmittel sein.
Hippokrates

Die einzigartige Chance, die sich durch den gezielten Einsatz von Nährstoffen für unsere Gesundheitsvorsorge bietet, berührt auch die Prävention und Behandlung spezifischer Gesundheitsstörungen, vor allem der Krankheiten, die in der Häufigkeit der Todesursache vorne stehen.

Das sind Herz-Kreislauf-Erkrankungen und Krebs.

Die statistische Wahrscheinlichkeit, daß wir an diesen Leiden erkranken und schließlich sterben werden, ist hoch, denn die Herz-Kreislauf-Erkrankungen sind mit einem Anteil von fast 50% und Krebs mit einem Anteil von 23% die häufigsten Todesursachen.
Wenn fast 3/4 der Menschen in unserem Land diesen Leiden zum Opfer fallen, dann ist die Gesundheitsvorsorge in diesem Bereich selbstverständlich von allergrößter Bedeutung.

Wir haben schon gesehen, daß viele orthomolekulare Substanzen sowohl der Entstehung von Herz-Kreislauf-Erkrankungen als auch von Krebs entgegenwirken, wenn sie in ausreichend hoher Dosierung im Körper vorhanden sind.
Man kann fragen, wie die gleichzeitige Wirkung bei beiden Erkrankungsformen zu erklären ist. Tatsächlich ist der Zusammenhang nicht so überraschend, wie es zunächst erscheinen mag, denn beide Erkrankungen werden durch tiefgreifende Veränderungen wichtiger Stoffwechselvorgänge verursacht.

Bei Krebs betreffen diese Veränderungen vor allem die DNS- und Eiweißstruktur, bei Herzerkankungen vor allem den Kohlenhydrat-, Eiweiß- und Fettstoffwechsel.

Da die Mikronährstoffe bei allen diesen Stoffwechselvorgängen eine Schlüsselrolle spielen, ist ihre schützende und funktionserhaltende Wirkung in beiden Bereichen nur folgerichtig.

Vitalität und Alter

Altern ist eine Mangelerkankung
Jean Carper

Der - beunruhigenden - statistischen Wahrscheinlichkeit, an Herzinfarkt oder Krebs zu erkranken, mögen wir entgehen; schließlich ist die statistische Wahrscheinlichkeit noch nicht die Wirklichkeit. Unentrinnbar ist dagen das Altern unseres Organismus und niemand kann dieser fundamentalen Realität ausweichen.

Was passiert, wenn wir altern?

Wir wollen dieser Frage, weil sie uns alle entweder schon betrifft oder - eines gar nicht so fernen Tages - betreffen wird, nachgehen, weil die Art und Geschwindigkeit, mit der wir altern, untrennbar verbunden ist mit der in diesem Buch behandelten Thematik.

Wenn wir etwa 40 Jahre alt werden, unterliegt unser Organismus einem tiefgreifenden Wandel, der alle Aspekte unseres Lebens berührt.

Dieser Wandel betrifft unser Aussehen, unsere Gedanken und Gefühle, unsere körperliche Verfassung und unser ganzes Lebensgefühl.
Die Veränderungen in der Mitte unseres Lebens fangen mit einem Nachlassen der Körpersysteme an, die Energie produzieren.
Für die meisten Menschen ist eins der ersten Zeichen, daß die Jugend vorbei ist, das Erlebnis einer ausgeprägten und so bisher nicht bekannten Müdigkeit.
Oft hören wir dann von anderen Leuten, oder wir sagen es selbst: „Ich fühle mich, als ob ich keinen „Dampf" mehr hätte."
Das ist eine ziemlich genaue Beschreibung dessen, was innerhalb der Zellen vor sich geht, wenn wir altern.
Es ist auch eine genaue Beschreibung eines wichtigen Aspektes des Alterungsvorganges selbst.
Jede menschliche Aktivität, sogar Atmen und Denken, benötigt

Energie.
Um den Bedarf zu decken, funktioniert unser Körper wie ein Kraftwerk. Die körpereigene Energieproduktion ist, wie wir schon gesehen haben, ein sehr komplizierter Prozeß, dessen äußere Abläufe wir alle kennen: Die Nahrung, die wir essen, wird verdaut, d.h. in Magen und Darm in immer kleinere Bestandteile zerlegt, die dann schließlich metabolisiert (verstoffwechselt) werden.

Dieser Vorgang wandelt die Nahrungsbestandteile in Substanzen um, die von den Körperzellen als Brennstoff verwendet werden kann. Der Brennstoff wird in den Mitochondrien der Körperzellen in Körperenergie verwandelt. Mit dem Alter verlieren die Zellen ihre Fähigkeit, Energie so gut und effizient wie in der Jugend zu produzieren. Die geringere Energiemenge betrifft jede Zelle und jedes Organsystem in unserem Körper.
Das Herz, das Gehirn, die Nieren, verlangsamen ihre Arbeit.
Zellen verlieren ihre Fähigkeit, sich zu reparieren und sterben ab.

Unsere Drüsen bilden nicht mehr soviel Hormone wie früher, unsere Haut trocknet aus.
Und die vielleicht sichtbarste Folge dieser verminderten Enegiebilanz betrifft unseren Stoffwechsel.
Er verlangsamt sich, wodurch es schwieriger wird, die mit der Nahrung aufgenommenen Kalorien zu verarbeiten. Alle diese Erscheinungen sind auf die eine zugrundeliegende Ursache, die nachlassende Produktion von Körperenergie, zurückzuführen.

Eine weitere, komplexe Ursache des Energieverlustes ist das Nachlassen unseres antioxidativen Schutzsystems, das während der mittleren Lebensjahre beginnt.

Wenn wir jung sind, haben wir ausreichend Antioxidantien, um die Angriffe der freien Radikale unter Kontrolle zu halten.
Mit dem Alter nehmen jedoch die natürlichen Antioxidantien in unserem Körper ab, und besonders in mittleren Jahren ist ein starker Abfall von Glutathion festzustellen.

Dies ist das Haupt-Antioxidant, den der Organismus bildet. Von diesem Punkt an leben wir in einem chronischen Defizit an Antioxidantien, das mit dem Alter noch weiter zunimmt.

Beide Veränderungen zusammengenommen, das Nachlassen der körpereigenen Energieproduktion wie der Abbau der körpereigenen Vorräte an Antioxidantien, machen sich sichtbar bemerkbar.

Sie verursachen nicht nur so harmlose Veränderungen wie die Faltenbildung unserer Haut, sondern sind die eigentliche Ursache fast aller ernsthaften Gesundheitsstörungen, die mit dem Altern in Verbindung gebracht werden.

Wenn wir an diesem Punkt in unserem Leben angekommen sind, müssen wir eine Wahl treffen.

Wir können die Veränderungen einfach akzeptieren als die unvermeidlichen Folgen des Älterwerdens und nicht auf die veränderten Bedürfnisse unseres Körpers antworten.

Oder wir können reagieren und Schritte unternehmen, um unserem Körper bei der Bewältigung der neuen Herausforderungen zu helfen. Das hat zur Folge, daß die Geschwindkeit, mit der wir altern, sich verringert und dadurch auch einige der Schäden, die bereits eingetreten sind, aufgehoben werden.

Unser Körper ist ein komplizierter Mechanismus, der seine richtige Pflege zur richtigen Zeit braucht. Die richtige „Wartung" kann einen gewaltigen Unterschied machen in der Art und Weise, wie unser Körper und unser Geist leistungsfähig bleiben. Wenn wir dies beachten, können wir tatsächlich das Tempo herabsetzen, in dem wir altern.

Natürlich spielen auch andere Faktoren, z.B. die Veranlagung, im Alterungsprozeß eine Rolle. Immer wird es Leute geben, die ewig jung zu bleiben scheinen, egal was sie tun.

Die älteste Frau in Frankreich, die vor kurzem im Alter von über 120 Jahren starb, rauchte

Kette bis zu ihrem 100sten Geburtstag. Solche Menschen sind genetisch auf ungewöhnliche Robustheit und Langlebigkeit programmiert.

Aber die meisten von uns sind nicht so glücklich veranlagt. Wir sind „normal" programmiert und das bedeutet, daß wir im mittleren Lebensalter damit anfangen, Zeichen der Abnutzung zu zeigen und unser Alter zu fühlen und zu zeigen.
Durch Vernachlässigung und Passivität beschleunigen wir den Alterungsprozeß nur. Wir können viel tun, um diesen Prozeß in unserem Körper aufzuhalten, zu verlangsamen und in vielen Bereichen sogar umzukehren. Vitalstoffe sind dabei unsere wichtigsten Helfer. Es ist niemals zu spät und niemand ist zu alt, um etwas Positives für sich selbst zu tun.

Zwar ist es wahr: Auch Vitamine können nicht jede Krankheit heilen und aus einem 84jähren einen 18jährigen machen.
Aber es lassen sich doch bemerkenswerte Verbesserungen in kurzer Zeit erzielen, unabhängig von Alter und Gesundheitszustand.

Gesund leben

Der geniale *Peter Sellers* bemerkte einmal mit treffendem Sarkasmus:
„Die Menschen haben nur noch eins im Kopf: gesund zu sterben."
Es gibt ein Leben vor dem Tod. Gesundheit und Lebensqualität sind Zwillinge. Hier sollten einfache und wirksame Möglichkeiten aufgezeigt werden, unsere Lebensqualität, unsere Vitalität, zu erhalten und zu verbessern. Vitalstoffe sind Lebensmittel.

Leben und bleiben Sie gesund!

Einige praktische Hinweise

Was sollten Sie beim Kauf von Nährstoff-Supplementen beachten?

Vergegenwärtigen wir uns kurz noch einmal das Grundprinzip der orthomolekularen Ernährung:
Unser Körper hat in den Jahrmillionen der Evolution gelernt, seine optimale Gesundheit durch die Aufnahme einer bestimmten, genauen Mischung von Nahrungssubstanzen (Nutrienten) zu erhalten. Die Evolution konnte allerdings nicht wissen, daß die Anbau- und Verarbeitungsmethoden für unsere Nahrungsmittel im 20. Jahrhundert dazu führen würden, daß genau diese Nutrienten aus der Nahrung verschwinden.

Die Evolution konnte auch nicht wissen, daß wir heutigen Zeitgenossen die erste Generation sind, deren Organismus durch eine Unmenge toxischer Stoffe überflutet werden würde, die unseren Bedarf an entgiftenden Nutrienten weit über das ursprüngliche, von der Natur vorgegebene Maß hinaus erhöht. Deshalb brauchen wir heute zusätzliche Nährstoff-Supplemente.

Wir brauchen die ganze Mischung.

Wählen Sie deshalb für Ihre tägliche Grundversorgung kein Alibi-Präparat, das nur einige wenige Vitamine und Mineralien enthält. Je breiter es angelegt ist, desto besser.
Lesen Sie die Angaben auf dem Etikett genau. Die enthaltenen Vitalstoffe sind dort aufgelistet. Beachten Sie - vor allem bei Preisvergleichen - die Mengenangaben. (Am teuersten sind im allgemeinen die billigsten Präparate, weil sie zu wenig enthalten, um zu nützen - und das Wenige ist oft noch von minderwertiger Qualität.)

Nährstoff-Präparate für bestimmte Anwendungen dienen der gezielten Deckung spezifischer Bedürfnisse.
Sie haben selbstverständlich nicht das Spektrum eines Multi-Präparates, sondern ergänzen es nach dem persönlichen Bedarf.

So wird ein gutes Antioxidantien-Präparat die Vitamine A (oder Beta-Carotin), C und E enthalten, darüberhinaus auch die antioxidativ wirkenden Mineralstoffe Selen und Zink und - wenn es auf dem letzten Stand der Forschung ist - auch noch Co-Enzym Q 10.

Ähnlich berücksichtigen Präparate für Kinder oder Senioren den besonderen Nährstoffbedarf dieser Altersgruppen.

Auch Präparate mit Einzelsubstanzen wie Jod (Kelp) oder Calcium decken den individuellen Bedarf, der über die durch ein Multi-Präparat gewährleistete Grundversorgung hinausgeht.
Das gilt auch für Vitamin C und E; hier ist eine zusätzliche Zufuhr sinnvoll.
Die optimale Menge von Vitamin C fände in der Multi-Tablette keinen Platz, deshalb nimmt man sie separat.

Nährstoff-Präparate werden meist als Kapseln oder Tabletten angeboten und diese Darreichungsformen verleiten dazu, sie als Arzneimittel anzusehen. Das sind sie nicht: Sie sind konzentrierte Nahrung, nicht mehr und nicht weniger.
Die Tablettenform hat den grossen Vorteil, daß die Nutrienten, gut geschützt, Ihre biologische Aktivität über einen langen Zeitraum erhalten.
Vitalstoff-Tabletten sind, kühl und dunkel gelagert, etwa 2 Jahre lang ohne Qualitätseinbußen verwendbar.
Tabletten sind für viele Menschen auch leichter zu schlucken als Kapseln. Achten Sie aber darauf, daß sie keine künstlichen Geschmacks- und Aromastoffe, Zucker oder Süßstoff enthalten, denn dadurch wird der Organismus unnötig belastet.

Die qualitativ höchstwertigen Präparate sind heute hypoallergen, d. h. sie enthalten keinerlei Stoffe, von denen bekannt ist, daß sie allergische Reaktionen auslösen können.

Eine in letzter Zeit immer populärer werdende Darreichungsform für Vitalstoffe ist die Granulatform.
Granulate sind (meist körnige) Pulvermischungen, die problemlos zu handhaben sind und z. B. auch über das morgendliche Müsli gestreut oder in Getränken verrührt werden können.

Granulate haben den großen Vorteil, daß sie ganz ohne Hilfsstoffe auskommen, wie sie bei der Tablettenproduktion oder für Kapseln (Gelatine!) erforderlich sind.

Achten Sie bei der Auswahl Ihrer Supplemente auf eine gute Bioverfügbarkeit.
Sie erinnern sich:
Ausschlaggebend ist letzten Endes nicht die Menge, die Sie schlucken, sondern die Menge, die in Ihren Zellen ankommt.

Woran kann man eine hohe Bioverfügbarkeit erkennen?
Wir haben gesehen, daß die Verwertbarkeit vor allem bei Mineralstoffen und Spurenelementen kritisch sein kann. Achten Sie bei der Wahl Ihrer Supplemente darauf, daß die Mineralstoffe an organische Trägersubstanzen gebunden sind.
Solche Verbindungen haben eine größere Bioverfügbarkeit als anorganische Verbindungen.
Beispiel: Calcium-Carbonat ist eine anorganische Verbindung, deren Verwertung vor allem bei ungenügender Magensäurebildung (häufig bei älteren Personen) schlecht ist.

Vorzuziehen ist Calcium-Citrat. Andere empfehlenswerte Verbindungen von Mineralstoffen und organischern Säuren sind Gluconat, Aspartat, Fumarat.
Gut verwertbar sind auch Verbindungen mit Aminosäuren, z. B. Selen-Methionin.

Ein zweiter wichtiger Indikator für gute Bioverfügbarkeit von Supplementen ist die Anwesenheit von Synergisten in der Zubereitung.
Ähnlich wie das Vitamin C am besten zusammen mit Bioflavonoiden verwertet wird, unterstützen bestimmte bioaktive Substanzen (z. B. Pflanzenextrakte und sekundäre Pflanzenstoffe) die Wirkung einzelner Mikronährstoffe.
Präparate, die solche Synergisten (z. B. Heidelbeerextrakt, Brokkoli, Petersilie, Spirulina u. a.) enthalten, schaffen ein den natürlichen Verhältnissen nachgebildetes Milieu, wordurch die körpereigene Verwertung der Nutrienten deutlich verbessert wird.
Wenn Sie also solche natürlichen Extrakte auf dem Etikett Ihres Präparats verzeichnet finden, können Sie ziemlich sicher sein, daß es sich um ein Supplement

mit guter Bioverfügbarkeit handelt, das nach dem jetzigen Stand der Wissenschaft entwickelt und formuliert wurde.

Aus der Tatsache, daß es sich bei Nährstoff-Supplementen um konzentrierte Nahrung handelt, folgt auch, daß Sie Ihre Präparate im allgemeinen am besten zusammen mit den Mahlzeiten nehmen. Es ist zweckmäßig, die Tagesdosis auf die drei Hauptmahlzeiten zu verteilen, wenn Ihre Lebensumstände das zulassen.
Die fettlöslichen Vitamine A, D, E, Carotinoide und Coenzym Q 10 werden am besten verwertet, wenn sie zusammen mit fetthaltigen Nahrungsmitteln verzehrt werden.

Es gibt auch Ausnahmen.
Eisen z. B. wird besser resorbiert, wenn es zwischen den Mahlzeiten genommen wird.
(Das führt allerdings bei manchen Verwendern zu Magenbeschwerden, weshalb die bekömmlichere Aufnahme mit einer Mahlzeit dann vorzuziehen ist.)
Ein anderes Beispiel ist die Aminosäure Tyrosin. Sie wird im allgemeinen morgens, nüchtern, vor dem Frühstück, genommen. Hinweise für solche Abweichungen finden Sie gewöhnlich auf dem Etikett.

Jeder Mensch hat seinen eigenen individuellen Nährstoffbedarf. Die Schwankungen sind beträchtlich. Deshalb nehmen Sie die Dosierungshinweise auf den Etiketten bitte als Empfehlung, nicht als sklavisch zu befolgende Anordnung. Sie werden sich nicht unwiderruflich ins Unglück stürzen, wenn Sie davon abweichen. Vielmehr ist es so, daß Sie mit der Zeit herausfinden sollen und werden, welche Dosierungen für Sie persönlich optimal sind.
Wenn Sie Nährstoff-Supplemente nehmen, sagen Sie ja damit Ihrem Körper, daß Sie bewußt - und rücksichtsvoll - auf seine Bedürfnisse eingehen wollen.
Schon bald werden Sie hören, was Ihr Körper antwortet. Treten Sie in Zwiesprache, kommunizieren Sie und lernen Sie, die Sprache Ihrer Zellen immer besser zu verstehen. Ihr Körper wird es Ihnen danken, indem er seine eigentliche Bestimmung erfüllt:
Ein wunderbares, vollkommenes Werkzeug Ihrer Intentionen zu sein

A

u.a. auf Seite

Abführmittel	115
Abwehrkräfte	92
Acerola-Kirsche	102
Aflatoxin	158
Aggressivität	44
Akne	71
Algen	164
Alkohol	24
Alkoholkonsum	115
Allergie	161
Allergien	23
Alpha-Linolensäure	134
Alter	169
Altersflecken	63
Altersstar	70
Alterungsprozeß	61
Aluminium	50
Alzheimer	131
Alzheimer-Erkrankung	131
Alzheimer-Krankheit	131
Amalgam	50
Aminosäuren	27
Aminosäuren-Komplex	140
Anämie	124
Ananas	163
Anbaumethoden	30
Angina pectoris	142
Angiographie	99
Angstgefühle	76
Angstgefühlen	76
Angstzustände	144
Anorexia nervosa	80
Antagonisten	118
Anti-Baby-Pille	90
Antibiotika	77

	u.a. auf Seite
Anti-Depressiva	85
antikarzinogen	155
Antioxidantien	66
Antriebslosigkeit	125
Antriebsschwäche	69
Apathie	91
Appetit	76
Appetitlosigkeit	90
Aprikosen	118
Arginin	60
Arsen	59
Arterien	94
Arterienverkalkung	95
Arteriosklerose	22
Arthritis	22
Arthrose	22
Ascorbinsäure	59
Asthma	91
Atem, schlechter	158
Atemwege	71
Atemwegserkrankungen	70
Athereosklerose	94
athereosklerotische Ablagerungen	95
Augen	78
Augenerkrankungen	70
ausgewogene Mischkost	21
Auswahl	31
Azidose	111

B

Backwaren	25
Bakterien	156
Ballaststoffe	15
Bananen	118

	u.a. auf Seite
Bandscheibenschaden	22
Bauchspeicheldrüse	22
Belastungen, toxische	46
Beriberi	18
Beta-Carotin	72
Bewegungsmangel	51
Bewegungsstörungen	86
Bindegewebe	112
bioaktive Substanzen	163
Bioflavonoide	59
Biotin	59
Bioverfügbarkeit	163
B-Komplex	75
Blähungen	159
Blase	22
Blasenentzündung	164
Blasentang	164
Blei	47
Blut	124
Blutarmut	124
Blutdruck	133
Blutfett	80
Blutfette	80
Blutgefäße	98
Blutgerinnung	115
Bluthochdruck	133
Blutkörperchen, rote	76
Blutverklumpung	133
Blutzirkulation	76
Blutzucker	87
Brokkoli	155
Bromelain	163
Bronchien	70
Brustkrebs	155
Bulimie	80
B-Vitamine	74

C

	u.a. auf Seite
Cadmium	49
Calcium	114
Calcium-Ascorbat	100
Capsaicin	157
Carotinoide	157
Chlor	59
Chlorid	118
Chlorophyll	158
Cholesterin	82
Cholesterinspiegel	96
Cholin	59
Cholophyll	164
Chrom	59
Chronisches Müdigkeitssyndrom	93
Coenzym A	82
Coenzyme	68
Co-Enzyme	68
Cola-Getränke	115
Colitis	71
Colitis ulcerosa	81
Cortison	85
Cystein	65

D

Darm-Erkrankungen	71
Darmflora	47
Darmparasiten	89
degenerative Zivilisationserkrankungen	38
Deodorant	50
Depression	125
Depressionen	125
depressive Verstimmung	85

	u.a. auf Seite
Deutsche Gesellschaft für Ernährung	21
D-Form	140
DHA	134
Diabetes	19
Dickdarm	22
Diuretika	52
DNS	63
Docosahexaensäure	134
Drogen	144
Dünndarm	22
Durchfall	68

E

Eicosanoide	133
Eicosapentaensäure	134
Eierstöcke	132
Eisen	59
Eiweiß	14
EKG	119
Elastin	127
Elektrolyte	110
Empfängnisverhütungsmittel	77
Endorphine	157
Energie	172
Entgiftung	112
entwässernde Medikamente	115
Enzyme	58
Enzympotential	148
EPA	133
Epithel-Zellen	71
Erkältung	22
Erkrankungen der Verdauungsorgane	23
Erkrankungen des Bewegungsapparates	22
Ermüdbarkeit	119

	u.a. auf Seite
Ernährung	11
ernährungsbedingte Erkrankungen	38
Ernährungssituation	38
Erschöpfung	119
essentelle Fettsäuren	27
essentielle Fettsäuren	27
Essentielle Mikronährstoffe	59
Eßgewohnheiten	125
Eßstörungen	77
Ester C	100

F

Fast food	90
Fehlernährung	23
Fenchelsamen	163
Fertiggerichte	70
Fett	14
Fette	21
Fettsäuren	131
Fettstoffwechsel	125
Fettsucht	22
Fingernägel	123
Fisch	27
Fische	27
Fischöl-Kapseln	168
Fleisch	27
Fließeigenschaften des Blutes	159
Fluor	59
Folsäure	59
Fötus	89
freie Radikale	60
Fremdstoffe	47
Frühgeburt	123

	u.a. auf Seite
Fungizide	47
Funktionsstoffe	57

G

Gallenblase	22
Gallensteine	22
Gamma-Linolensäure	134
Gebißverfall	22
Gedächtnisleistung	79
Gedächtnisstörungen	90
Gefäßerkrankungen	22
Gefäßleiden	91
Gefäßverengung	142
Gehirn	51
Gehirnfunktionen	125
Gelenke	131
Gemüse	24
gerötete Augen	143
gesättigte Fettsäuren	27
Geschlechtsorgane	132
Gesundheitsrisiken	56
Gesundheitsschutz	54
Getreide	25
Gewichtskontrolle	125
Gicht	22
Gift	46
Ginkgo biloba	161
Glutathion	65
Glutathionperoxidase	65
grauer Star	130
Grundversorgung	166
Grüner Tee	159
Guarana	164

H

u.a. auf Seite

Haar	88
Haarausfall	88
Haarfärbemittel	51
Haargefäße	95
Hagebutte	103
Hämoglobin	124
Harnleitung	164
Harnwege	164
Haut	88
Hautprobleme	71
Hautverletzungen	81
HDL-Cholesterin	82
Heidelbeere	164
Heidelbeeren	164
Hepatitis	93
Herbizide	47
Herpes	93
Herz	51
Herz-Kreislauf-Erkrankungen	72
Herz-und Arterienerkrankungen	72
Herzattacken	83
Herzerkrankungen	80
Herzinfarkt	23
Herzinsuffizienz	130
Herzkrankheiten	80
Herzkranzarterien	96
Herz-Kreislauf-Erkrankungen	72
Herz-Kreislauf-System	97
Herzmuskel	118
Herzrhtythmusstörungen	119
Hesperidin	160
Histamin	160
Histidin	60
HI-Virus	93
Homocystein	83

	u.a. auf Seite
Homöostase	110
Hormone	81
Hormonhaushalt	82
Hunza	38
Hyperaktivität	44
Hypertonie	119
Hypoglykämie	122

I

Immunabwehr	89
Immunschutz	89
Immunschwäche	130
Immunsystem	60
Indole	155
Industriekost	24
Infekt	92
Infektabwehr	22
Infektionen	92
Inositol	59
Insektizide	47
Insulin	136
intrinsic factor	86
Isoleucin	60

J

Jod	60
Jugendliche	42

K

Kalium	60

	u.a. auf Seite
Kalorien	24
Kälteempfindlichkeit	125
Karies	23
Karpaltunnel-Syndrom	78
karzinogen	155
karzinogene Substanzen	93
Karzinom	155
Käse	25
Katalase	65
Katarakt	68
Katarrh	22
Kelp	124
Kieselerde	130
Kinder	44
Kleinkind	90
Knochen	110
Knochenmasse	116
Knochenschäden	44
Knochenschwund	114
Knochensubstanz	114
Knochensystem	114
Knorpelbildung	127
Kobalt	59
Kochsalz	118
Koffein	115
Kohlenhydrate	14
Kohlenhydrat-Stoffwechsel	76
Kollagen	95
Konservennahrung	51
Konzentrationsschwächen	143
Konzentrationsschwierigkeiten	143
Konzentrationsstörungen	143
Kopfschmerzen	78
Körpertemperatur	133
Körperzelle	Siehe Zelle
Körperzellen	61

	u.a. auf Seite
Kosmetika	50
Krebs	19
Krebsvorsorge	71
Kropf	125
Kupfer	59

L

L-Carnitin	141
L-Cystein	142
LDL-Cholesterin	82
Lebenserwartung	98
Leber	22
Leberkrebs	158
Leberschäden	22
Leberzirrhose	128
Leinöl	135
Leistungsfähigkeit	76
Leistungssportler	169
Lernfähigkeit	77
Lernschwierigkeiten	77
Leucin	60
L-Form	140
Linolsäure	134
Lippen	78
L-Lysin	143
L-Tyrosin	144
Luftwege	22
Lunge	71
Lungen-Emphysem	71
Lupus erythematodes	82
Lysin	60
Lysyloxidase	127

M

	u.a. auf Seite
Magen	76
Magen-Darm-Trakt	71
Magengeschwür	71
Magensaft	143
Magensäure	76
Magersucht	79
Magnesium	59
Makronährstoffe	14
Makula	163
Mangan	59
Mangel	45
Mangeldurchblutung	161
Mangelerkrankungen	53
Mangelernährung	38
Mangelkrankheiten	53
Mangelversorgung	97
Margarine	25
Masern	70
Medikamente	52
Meerrettich	156
Menstruation	83
Methionin	60
Mikronährstoffe	14
Mikro-Welle	90
Mineralisation	117
Mineralstoffe	58
Mitochondrien	62
Möhren	156
Molybdän	59
Morbus Crohn	71
Müdigkeit	44
Multiple Sklerose	84
Mund	78
Mundhöhle	90
Muskelkrämpfe	115

	u.a. auf Seite
Muskelmasse	141
Muskeln	115
Muskelschlaffheit	86
Muskelschmerzen	125
Muskelschwäche	120
Muskulatur	127
myokordiale Ischämie	142

N

Nägel	88
Nährstoffbedarf	19
Nährstoffdichte	164
Nährstoff-Präparate	19
Nährstofftherapie	19
Nährstoff-Wissenschaft	169
Nahrungsbestandteile	13
Nahrungsenzyme	145
Nahrungskette	165
Nahrungsmittelindustrie	34
Nahrungsmittelunverträglichkeiten	23
Nahrungsqualität	46
Natrium	59
Nebennieren	81
Nerven	115
Nervensystem	115
Nervosität	120
Neuralrohr-Defekt	89
neurologische Störungen	77
Neurotransmitter	115
Niacinamid	80
Nickel	59
Nicotinsäure	80
Nieren	49
Nierenbecken	22

	u.a. auf Seite
Nierensteine	22
Nikotin	115
Nitrate	93
Nitrosamine	93
Norepinephrin	144
Nukleinsäure	88

O

Obst	28
Omega-3-Fette	134
Omega-3-Fettsäuren	134
Omega-6-Fette	134
Omega-9-Fette	135
Orale Verhütungsmittel	85
orthomolekular	17
orthomolekulare Ernährung	17
Orthomolekulare Medizin	19
osmotischer Druck	118
Osteoporose	50
oxidativer Streß	66

Ö

Ödeme	125
Öle	25
Östrogen	85
Östrogen-Ersatztherapie	85

P

| PABA | 59 |

	u.a. auf Seite
Panikattacken	79
Panthetin	82
Papain	163
Papaya	163
Paprika	157
Para-Amino-Benzoesäure	59
Paradontose	23
Pauling, Linus	20
Pektin	163
Pellagra	53
periorale Dermatitis	132
perniziöse Anämie	84
Pestizide	47
Petersilie	119
Pfefferminze	163
Phenylalanin	60
Phobien	76
Phosphor	59
Phtalide	158
phychische Störungen	128
Phyto-Nutrienten	58
Pilzerkrankungen	158
Plaque	134
Plaques	99
Polyphenole	159
prämenstruelles Syndrom	83
Prostaglandine	133
Protein	139
Provitamin A (Carotinoide)	70
Prüfungsängste	76
Psoriasis	71
psychische Probleme	76

Q

	u.a. auf Seite
Quecksilber	50
Quercetin	160

R

Rachen	159
Rachitis	18
Radikalenfänger	64
radioaktive Strahlung	142
Rauchen	75
Raucher	86
Reizbarkeit	92
Resorptionsstörungen	76
Rheuma	115
rheumatische Erkrankungen	19
rheumatoide Arthritis	134
rote Blutkörperchen	89
Rutin	160

S

Saponine	159
Sauerstoff	62
Säugling	90
Säure-Basen-Haushalt	111
Schadstoffe	48
Schilddrüse	125
Schizophrenie	79
Schlacken	63
Schlafstörungen	115
Schlaganfall	83
Schleimhäute	71

	u.a. auf Seite
Schmelzkäse	115
Schulangst	76
Schuppen	89
Schuppenflechte	81
Schwäche	44
Schwangere	90
Schwangerschaft	89
Schwefel	88
Schwerkraft	117
Schwermetalle	48
Schwermetallvergiftung	130
Schwitzen	119
Seborrhoe	88
Sehpurpur	70
Sehvermögen	70
Sekundäre Pflanzenstoffe	154
Selen	59
Sellerie	158
Senföle	156
Senioren	78
Sexualhormone	80
Shampoo	50
Silicium	130
Silizium	130
Skelettsystems	114
Skorbut	18
Sonnenbrand	81
Speiseöhre	123
Spinat	156
Spirulina	164
Spurenelemente	58
Steuerungssysteme	57
Stickstoff	139
Stimmungsschwankungen	120
Stoffwechsel	13

	u.a. auf Seite
Stoffwechselkrankheiten	22
Streß	51
Sulfonamide	77
Sulforaphan	155
Superoxid-Dismutase	65
Süßigkeiten	27
Synergie	75

T

Tabak	144
Talgdrüsen	88
thermogen Stoffe	157
Threonin	60
Thrombosen	22
Thrombozyten	157
Transfettsäuren	133
Traubenkern-Extrakt	160
traumatische Zustände	76
Triglyceride	137
Triglyzeride	137
Tryptophan	60
Tumor	157

Ü

Übelkeit	67
Übergewicht	22
Übersäuerung	48

U

	u.a. auf Seite
Umweltgifte	47
Umweltverschmutzung	47
Unruhe	115
Unterzuckerung	122

V

Valin	60
Vanadium	59
Vegetarier	78
Venen	94
Verarbeitung	32
Verbrennungen	81
Verdauung	146
Verdauungsbeschwerden	44
Verdauungsenzyme	146
Verdauungsprobleme	44
Verdauungsstörungen;	44
Verdauungssystem	146
Verfall, gesundheitlicher	389
Vergeßlichkeit	86
Verhaltensstörungen	44
Verhütungsmittel	83
Verstopfung	22
Verstopfungen	22
Verwirrtheit	126
Virusinfektion	153
Vitalstoffe	17
Vitalstoffgehalt	21
Vitalstoffverluste	30
Vitamin A	59
Vitamin A (Retinol)	59
Vitamin B 1	59
Vitamin B 1 (Thiamin)	59

	u.a. auf Seite
Vitamin B 12	59
Vitamin B 12 (Cobalamin)	59
Vitamin B 2	59
Vitamin B 2 (Riboflavin)	59
Vitamin B 3	59
Vitamin B 3 (Niacin)	59
Vitamin B 5	59
Vitamin B 5 (Pantothensäure)	59
Vitamin B 6	59
Vitamin B 6 (Pyridoxin)	59
Vitamin C	59
Vitamin D	59
Vitamin E	59
Vitamin K	59
Vitamin P	59
Vitamine	59
Vitamin-Präparate	49

W

Wachstum	76
Waerland, Are	37
Wechseljahre	83
Weißdorn	161
weiße Blutzellen	87
Weißmehl	25
Wirbelsäulenschaden	22
Wurst	25

Z

Zahnbeläge	159
Zähne	159
Zahnpasta	50

	u.a. auf Seite
Zelle	16
Zellen	16
Zellfunktion	17
Zellteilung	89
Zigarettenrauch	48
Zink	59
Zinn (wahrscheinlich)	59
Zitronensäure	59
Zivilisationskost	24
Zivilisationskrankheiten	23
Zöliakie	84
Zucker	24
Zuckerkonsum	26
Zuckerkrankheit	Siehe Diabetes
Zunge	78

Kostenlose Internetberatung
durch die
Federal Fitness Foundation
über:
www.saferfood.de

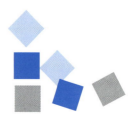